LA PRATIQUE JOURNALIÈRE

DE LA MÉDECINE

DANS LES HOPITAUX DE PARIS

Les microbes pathogènes, par Ch. Bouchard, professeur à la Faculté de médecine de Paris, membre de l'Institut. 1892, 1 vol. in-16 de 320 pages (*Bibliothèque scientifique contemporaine*)................. 3 fr. 50

Formulaire des médicaments nouveaux et des médications nouvelles, par H. Bocquillon-Limousin. 1891, 5e *édition*, 1 vol. in-18, cart........,........... 3 fr.

Formulaire de l'antisepsie et de la désinfection, par H. Bocquillon-Limousin. 1893, 1 vol. in-18 de 300 pages, cart................. 3 fr.

Formulaire des alcaloïdes et des glucosides, par H. Bocquillon-Limousin. 1891, 1 vol in-18 de 300 pages, cart................. 3 fr.

Formulaire des eaux minérales, de la balnéothérapie et de l'hydrothérapie, par le Dr de La Harpe. Introduction par Dujardin-Beaumetz. 1894, 1 vol. in-18 de 300 pages, cart................. 3 fr.

La méthode de Brown-Séquard, par le Dr Eloy. 1893, 1 vol. in-16 de 320 pages................. 3 fr. 50

La pratique de l'antisepsie dans les maladies contagieuses, par le Dr Bucllereaux. 1 vol. in-18 de 300 pages, cart................. 5 fr.

Dictionnaire de médecine, de chirurgie, de pharmacie, et des sciences qui s'y rapportent, par E. Littré (de l'Institut). 17e *édition*, 1893, 1 vol. gr. in-8 de 1,891 pages, à deux colonnes avec 600 figures, cart........ 20 fr.
Relié................. 25 fr.

Aide-mémoire de médecine. Vade-mecum du praticien, par le Dr A. Corlieu. 4e *édition*, 1 vol. in-18 jésus de 700 pages, avec 400 fig., cartonné............ 6 fr.

Nouveaux éléments de pathologie médicale, par A. Laveran, professeur à l'Ecole du Val-de-Grâce, et J. Teissier, professeur à la Faculté de Lyon. 4e *édition*, 1894, 2 vol. in-8, avec figures................. 22 fr.

Guide du médecin praticien, par le Dr Valleix. 5e *édition*, par P. Lorain. 5 vol. gr. in-8, avec figures. 50 fr.

Clinique médicale de l'Hôtel-Dieu, par A. Trousseau, professeur à la Faculté de médecine de Paris. 8e *édition*, 1894, 3 vol. in-8, avec un portrait............ 32 fr.

Traité élémentaire de thérapeutique, par le Dr A. Manquat, professeur agrégé à l'Ecole du Val-de-Grâce. 2e *édition*, 1895, 2 vol. in-8................. 20 fr.

Nouveaux éléments de pathologie générale, par le Dr E. Bouchut. 4e *édition*, 1 vol. gr. in-8 avec fig. 16 fr.

Traité élémentaire de pathologie générale, par H. Hallopeau, professeur agrégé à la Faculté de médecine. 4e *édition*, 1893. 1 vol in-8 avec fig....... 13 fr.

Traité élémentaire d'anatomie pathologique, par Coyne, professeur à la Faculté de médecine de Bordeaux, 1894, 1 vol. in-8 avec 223 fig. noires et col....... 14 fr.

LA PRATIQUE JOURNALIÈRE

DE LA MÉDECINE

DANS LES HOPITAUX DE PARIS

Maladies microbiennes et parasitaires, Intoxications,
Affections constitutionnelles,

AIDE-MÉMOIRE ET FORMULAIRE

DE THÉRAPEUTIQUE APPLIQUÉE

PAR

Le Professeur PAUL LEFERT

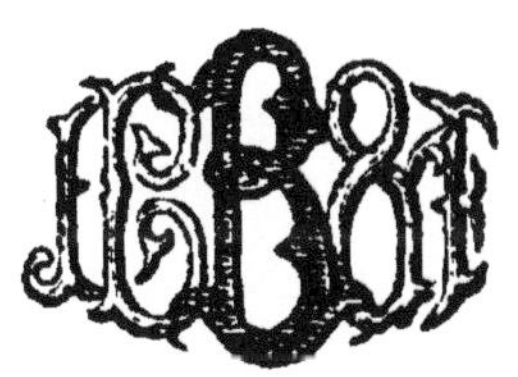

PARIS

LIBRAIRIE J.-B. BAILLIÈRE ET FILS

Rue Hautefeuille, 19, près du boulevard Saint-Germain.

1895

LA PRATIQUE JOURNALIÈRE

DE LA MÉDECINE

DANS LES HOPITAUX DE PARIS

Maladies microbiennes et parasitaires, Intoxications,
Affections constitutionnelles.

AIDE-MÉMOIRE ET FORMULAIRE

DE THÉRAPEUTIQUE APPLIQUEE

PAR

Le Professeur PAUL LEFERT

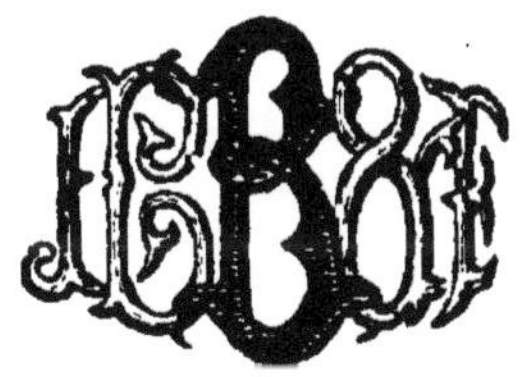

PARIS

LIBRAIRIE J.-B. BAILLIÈRE et FILS
Rue Hautefeuille, 19, près du boulevard Saint-Germain.

1895

PRÉFACE

Nous avons pensé qu'il y avait utilité à présenter la *pratique* des médecins des hôpitaux de Paris : MM. GILBERT BALLET, BOUCHARD, BRISSAUD, BROUARDEL, CHANTEMESSE, CHARRIN, CHAUFFARD, DEBOVE, DIEULAFOY, DUJARDIN-BEAUMETZ, FERNET, GALLIARD, GILBERT, GRANCHER, HALLOPEAU, HANOT, HAYEM, HUCHARD, JACCOUD, LANCEREAUX, LANDOUZY, LAVERAN, LESAGE, LETULLE, NETTER, POTAIN, PROUST, RENDU, RICHARDIÈRE, Alb. ROBIN, G. SÉE, Jules SIMON, TALAMON, F. WIDAL, etc., sur les maladies microbiennes et parasitaires, les intoxications et les affections constitutionnelles.

On trouvera, dans ce livre, la solution des problèmes qui s'offrent chaque jour à l'observation de tout praticien :

Actinomycose, Antisepsie, Bacilles et Toxines, Charbon, Choléra, Diabète, Érysipèle, Fièvres intermittentes, Fièvre typhoïde, Gangrène, Goutte, Intoxications, Morphinisme, Morve, Obésité, Paludisme, Poisons, Pustule maligne, Rachitisme, Rage, Rhumatisme, Rougeole, Scarlatine, Scrofule, Tétanos, Typhus, Vaccine, Variole, etc.

Cet ouvrage, dû à la collaboration de 80 médecins et chirurgiens des hôpitaux de Paris, renferme plus de quatre cents consultations sur les cas les plus nouveaux et les plus variés.

Il permet au médecin instruit de se rappeler ce qu'il a vu, alors qu'étudiant, il suivait les services hospitaliers de Paris; il permet à celui qui depuis longtemps s'est relégué dans la pratique, de se tenir au courant des nouvelles méthodes de traitement.

Le praticien est toujours certain, quel que soit son choix, de s'appuyer sur les conseils d'un confrère dont le nom fait autorité.

Sans doute, au lit du malade, l'état particulier de ce dernier a au moins autant de poids que le genre de maladie dont il est atteint; il n'en reste pas moins que chaque médecin a pour chaque maladie un ensemble de moyens formant un arsenal, dans lequel il puise incessamment, sauf à choisir l'agent qui s'adapte le mieux à la constitution propre du patient.

Pour faciliter les recherches et pour rendre par cela même le livre plus utile, nous l'avons complété par deux tables alphabétiques, l'une par noms d'auteurs, l'autre par ordre de matières. De telle sorte que l'on peut à la fois avoir l'opinion de tel ou tel professeur sur les diverses questions qui sont à l'ordre du jour et en même temps passer en revue l'opinion des divers chefs de service sur un sujet déterminé.

Nous remercions ceux de nos savants maîtres qui ont bien voulu nous donner quelques notes inédites; elles ne pourront qu'augmenter l'intérêt de notre travail.

Paris, le 15 juillet 1894.

P. L.

LA PRATIQUE JOURNALIÈRE

DE LA MÉDECINE

DANS LES HOPITAUX DE PARIS

ACTINOMYCOSE.

Netter.

Prescrire l'iodure de potassium (2 à 5 gr. par jour).
Quel est le mode d'action de l'iodure de potassium ?
C'est probablement non pas une action spécifique, mais
une action sur les éléments anatomiques devenus plus
propres à résister à la maladie, car Nocard a vu, *in
vitro*, que l'iodure de potassium n'entravait pas le développement du parasite.

ALCOOLISME.

Potain.

Alcoolisme chronique. — I. TRAITEMENT INTERNE.
— Prescrire :

> Teinture de noix vomique.......... 1 gr.
> Liqueur d'Hoffmann........... ⎫
> Teinture de rhubarbe.......... ⎬ āā 3 —
> — de badiane.......... ⎭

Pratiquer des inhalations d'oxygène.

1.

Administrer le fer et le quinquina.

II. TRAITEMENT EXTERNE. — Hydrothérapie.

Lancereaux.

Délire alcoolique, paralysies alcooliques. — I. IN-DICATIONS. — Le délire alcoolique est dû à l'action spécifique de l'alcool sur les éléments cérébraux, l'excitation qui en résulte, les douleurs intolérables que les patients accusent dans les membres sont les causes de l'insomnie et de la mort, qui a généralement lieu par épuisement nerveux. Donc, pour combattre ce délire, il importe, avant tout, de faire dormir. Provoquer le sommeil, telle est l'indication principale.

Pour la remplir, user de tous les moyens; isoler d'abord le malade, le placer dans une chambre obscure où rien ne pourra exciter ses sens; puis, s'il y a lieu de craindre qu'il vienne à se blesser, le mettre dans une chambre capitonnée. Éviter l'emploi de la camisole de force, qui conduit forcément le malade à lutter contre les liens qui l'étreignent, l'agitent, l'épuisent et contribuent à sa mort.

II. CHOIX DU MÉDICAMENT. — Ces précautions prises, il reste à faire choix du médicament et à le donner à une dose suffisante. Ce médicament est forcément de ceux qui ont la propriété de localiser leur action sur les éléments nerveux et d'en modérer l'excitabilité réflexe. A cette catégorie appartiennent les bromures, l'opium, la morphine l'hydrate de chloral.

1° *Bromures.* — Les bromures, n'ayant pas l'énergie des autres moyens et ayant une action beaucoup plus lente, seront laissés de côté, pour peu que le délire soit aigu.

2° *Opium et morphine.* — L'opium et la morphine seront avantageusement employés, à la condition qu'ils arrivent à provoquer le sommeil.

3o *Hydrate de chloral.* — Mais comme des doses très élevées sont nécessaires, préférer l'hydrate de chloral, à la dose de 4 grammes, ainsi prescrit :

No 1. Hydrate de chloral.........   4 gr.
     Sirop simple ....
      — d'écorces d'oranges
         amères .... } àà 15 —

No 2. Hydrate de chloral........   4 à 6 gr.
     Infusion de tilleul ....   150 —
     Sirop de morphine.......   50 —

Ces potions sont bien acceptées par les malades. Elles agissent déjà dans la première nuit. Mais il faut les renouveler le lendemain, puis le surlendemain, pour que le repos soit complet. Parfois, dans les cas nerveux, on devra prescrire 2 grammes de chloral le matin, et continuer à la même dose, le soir, pendant quatre ou cinq jours.

Si on recourt à ce médicament, avec ou sans morphine, le succès est constant, toutes les fois que les malades sont préservés de la camisole de force.

Une condition est nécessaire pour obtenir ce résultat : c'est que la dose de chloral soit suffisante pour amener le sommeil, car, autrement, cet agent, loin de calmer, excite le malheureux alcoolique et l'aide à mourir un peu plus tôt. Souvent le chloral, à la dose de 2 ou 3 grammes, provoque une période d'excitation extrêmement violente chez les alcooliques, alors que 4 grammes ou 4 grammes 50 procurent un calme réparateur.

Si, dix minutes après l'absorption de la potion, il n'y a pas de sommeil, pratiquer une piqûre de morphine de 1 ou 2 centigrammes et ne pas quitter le malade avant qu'il ne dorme.

S'il est nécessaire, revenir à l'emploi d'une seconde

potion, la vie du malade est entre les mains du médecin, et provoquer le sommeil, c'est le préserver de la mort. Rien n'est plus palpitant qu'une telle situation.

Lorsque le patient est parvenu à dormir quelques heures, il se trouve beaucoup plus calme; on n'a plus qu'à le surveiller, puis à le faire dormir de nouveau s'il continue de s'agiter, et au bout de vingt-quatre à quarante-huit heures, il cesse de délirer, il tremble à peine, l'appétit renaît, les forces reviennent et l'état général s'améliore grandement; dans quelques cas, le malade peut reprendre ses occupations.

Les délirants alcooliques, qui n'ont aucune autre affection, n'ont pas besoin d'alcool.

Ici, comme dans tous les cas où l'existence est en danger, il faut calmer l'agitation, en provoquant le sommeil à coup sûr et trouver un médicament, que l'on prescrit à une dose suffisante, car ce n'est pas la multiplicité des médicaments qui guérit, mais le choix qu'on peut en faire et la manière de les administrer.

Alcoolisme chronique. — Conseiller les préparations de noix vomique ou de strychnine, et, si l'estomac est en mauvais état, l'emploi du bicarbonate de soude, et, en dernier lieu, l'hydrothérapie.

Lorsqu'on a affaire à des malades qui ne sont pas seulement des alcooliques chroniques, donner 200 grammes par jour de vin de Hongrie ou bien la potion suivante :

Alcool à 90°....................	60 gr.
Sirop simple....................	10 —
Teinture aromatique......... } àà 25 —	
— amère...............	
Eau d'amandes amères..........	20 centigr.
— distillée....................	200 gr.
Sucre..........................	Q. S.

Parfois ce traitement n'empêche pas l'apparition du delirium tremens. Prescrire alors l'hydrate de chloral, qui donne de très bons effets (voir p. 11).

Cirrhose alcoolique graisseuse. — Administrer l'iodure de potassium.

Prescrire le régime lacté.

Appliquer l'hydrothérapie.

Laveran.

Alcoolisme aigu. — Favoriser l'élimination de l'alcool, avec les vomitifs ou la titillation de la luette.

Prescrire :

Nº 1. Ammoniaque	XV gouttes.	
Eau	1 verre.	
Nº 2. Café	1 verre.	
Laudanum de Sydenham	XV gouttes.	
Nº 3. Ipéca en trois prises	1 gr. 50	

Alcoolisme comateux. — Appliquer des sangsues sur les apophyses mastoïdes, de la glace sur la tête, des sinapismes ou des vésicatoires aux mollets, et des ventouses sèches en grand nombre.

H. Rendu.

Paralysie alcoolique. — La première indication est de supprimer l'alcool, sinon en totalité, au moins d'une façon presque absolue.

I. TRAITEMENT EXTERNE. — Contre l'asthénie générale, qui est la caractéristique de la paralysie alcoolique, l'hydrothérapie et le massage semblent les deux meilleurs moyens à employer, l'hydrothérapie surtout, qui, tout en stimulant le système nerveux, le rend moins excitable.

II. TRAITEMENT INTERNE. — Simultanément, dans le même but, prescrire la teinture de noix vomique

XX gouttes par jour, en deux fois, au commencement de chaque repas) : cette médication a pour but d'exciter la moelle et les nerfs dans une certaine mesure et d'agir sur l'estomac, en réveillant l'appétit et en facilitant la digestion.

S'il y a excitation cérébrale : rêves et cauchemars nocturnes, prescrire le chloral ou l'opium.

III. TRAITEMENT PAR L'ÉLECTRICITÉ. — Pour prévenir l'atrophie musculaire, la faradisation est indiquée, mais cet agent est d'un maniement délicat et l'électrisation peut être dangereuse, si elle est appliquée trop tôt ou trop énergiquement : en pareil cas, commencer par des courants faradiques faibles, et s'ils sont mal supportés, user de préférence des courants galvaniques descendants.

ANTISEPSIE.

Ch. Bouchard.

Antisepsie générale. — Pour désinfecter une surface facilement accessible, les antiseptiques solubles suffisent, et l'on n'a que l'embarras du choix ; pour pratiquer l'antisepsie générale, il faudrait, de toute nécessité, un antiseptique soluble, mais on n'en possède pas encore qui puisse être introduit dans le sang à doses suffisantes pour entraver la vie des microbes, sans compromettre la santé ou l'existence du malade.

Pour déterminer la valeur thérapeutique des principales substances antiseptiques, il faut tenir compte à la fois de leur *action antiseptique, bactéricide* proprement dite et de leur *action toxique*.

Pour en citer un exemple, le *biiodure de mercure* est 16 fois plus antiseptique que le *naphtol β*, mais par contre il est 253 fois plus toxique, de sorte qu'en définitive la dose thérapeutique de naphtol que l'on peut prescrire pourra stériliser 14 ou 15 fois plus de matière que la dose thérapeutique correspondante de biiodure.

Le *sublimé*, l'antiseptique le plus puissant, est donc, *par suite de sa grande toxicité*, le désinfectant général dont la *valeur thérapeutique est la plus faible* (1).

Constantin Paul.

La microbiologie, en montrant qu'un grand nombre de maladies et, en particulier, les maladies infectieuses et contagieuses sont dues à des micro-organismes, a étendu de beaucoup la médication parasiticide.

Dans cet ordre d'action, les remèdes ont une activité plus ou moins grande, et on a été porté à dresser une liste de parasiticides, en suivant une série décroissante de leur activité.

Mais telle substance qui jouit de propriétés antiseptiques est active contre un microbe et inefficace contre un autre. Il a donc fallu établir une échelle d'action pour la lutte contre chaque microbe en particulier.

I. INFLUENCE DES AGENTS CHIMIQUES SUR LES MICROBES PATHOGÈNES. — Nous n'envisageons que les microbes pathogènes, et l'action parasiticide non dans l'organisme, mais sur les cultures pures.

Nous étudierons d'abord les parasiticides qui s'opposent au travail de la putréfaction. Pour bien les comparer, nous examinerons le minimum de dose

(1) Pour les *antisepsies spéciales (gynécologique, dermatologique, gastrique, intestinale, pulmonaire*, etc.), voyez, dans la collection du *Manuel du médecin praticien*, par Paul Lefert : *La pratique gynécologique, La pratique dermatologique, La pratique des maladies de l'estomac, La pratique des maladies des poumons.*

qui leur est nécessaire pour empêcher la putréfaction d'un litre de bouillon de bœuf neutralisé.

Voici ces substances dans l'ordre de leur activité, d'après Miquel :

1° Substances éminemment antiseptiques.

Eau oxygénée...................	0 gr.	05
Bichlorure de mercure, sublimé..	0	07
Nitrate d'argent.................	0	08

2° Substances très fortement antiseptiques.

Iode........................	0 gr.	25
Chlorure d'or..................	0	25
Chlorure de platine...........	0	30
Acide cyanhydrique............	0	40
Brome........................	0	60
Sulfate de cuivre.............	0	90

3° Substances fortement antiseptiques.

Cyanure de potassium..........	1 gr.	20
Bichromate de potasse.........	1	20
Gaz ammoniac.................	1	40
Chlorure d'aluminium..........	1	40
Chloroforme..................	1	50
Chlorure de zinc..............	1	90
Acide thymique...............	2	»
Chlorure de plomb............	2	»
Azotate de cobalt.............	2	10
Sulfate de nickel.............	2	50
Azotate d'urane..............	2	80
Acide phénique..............	3	20
Permanganate de potasse......	3	50
Azotate de plomb.............	3	60
Alun........................	4	50
Tannin......................	4	80

4° Substances modérément antiseptiques.

Bromhydrate de quinine	5 gr.	50
Acide arsénieux	6	»
Sulfate de strychnine	7	»
Acide borique	7	50
Arsénite de soude	9	»
Hydrate de chloral	9	80
Salicylate de soude.	10	»
Sulfate ferreux	11	»
Soude caustique	18	»

5° Substances faiblement antiseptiques.

Protochlorure de manganèse	25 gr.	»
Chlorure de calcium	40	»
Borate de soude.	70	»
Chlorhydrate de morphine.	75	»
Chlorure de strontium.	85	»
— de lithium.	90	»
— de baryum . . :	95	»
Alcool pur.	95	»

6° Substances très faiblement antiseptiques.

Chlorure d'ammonium	115 gr.	50
Arséniate de potasse	125	»
Iodure de potassium.	150	»
Sel marin.	165	»
Glycérine.	225	»
Sulfate d'ammoniaque.	250	»
Hyposulfite de soude.	275	»

II. PROPORTION DANS LAQUELLE LES AGENTS CHIMIQUES AGISSENT SUR LES MICROBES PATHOGÈNES.

— **Fièvre typhoïde.** — On ne connait encore qu'un petit nombre de substances qui empêchent la culture du bacille de la fièvre typhoïde (*Bacillus typhosus*) :

Sublimé	1 p. 20.000
Sulfate de quinine	1 — 800
Acide phénique	1 — 200
— chlorhydrique	1 — 100
Chlorure de chaux	5 — 100

Choléra. — Le bacille virgule ne se développe pas dans un milieu acide. Il suffira de l'addition d'une goutte d'une solution d'*acide chlorhydrique* à 1 pour 100.

Voici les autres agents qui s'opposent au développement du bacille virgule :

Sublimé	1 p. 100.000
Sulfate de quinine	1 — 5.000
— de cuivre	1 — 500
Acide phénique	1 — 400

Tuberculose. — Le nombre des substances qui ont été essayées contre le bacille de la tuberculose est considérable; en voici la liste :

1° Agents chimiques qui n'entravent en rien la culture du bacille de la tuberculose et où les colonies se développent d'une façon remarquable :

Acide benzoïque.
— salicylique.
Aldéhyde salicylique.
Benzoate de soude.
Biborate de soude.
Bromure de camphre.
Chloral.
Coniférine.
Ferrocyanure de potassium.
Leucine.
Phosphomolybdate de soude.
Phosphore blanc.
Sulfocyanure de potassium.
Urée.
Uréthane.

2º Agents en présence desquels les cultures sont évidentes, mais prospèrent difficilement :

Acétanilide.
Acétone.
Aldéhyde.
Alun ammoniacal.
    — de chrome.
Arséniate de soude.
Azotate de cobalt.
    — de potasse.
Benzophénone.
Bichromate d'ammoniaque.
Biiodure de mercure.
Caféine.
Chlorate de potasse.
Chlorure d'aluminium.
    — de cobalt.
Essence d'eucalyptus.
    — de térébenthine.
Eucalyptol.
Ferrocyanure de potassium.
Iodure de potassium.
Lactate de zinc.
Naphtylsulfate de soude.
Résorcine.
Sulfate de zinc.
Sulfite de soude.
Terpine et terpinol.

3º Substances qui, à une faible dose, rendent les cultures peu appréciables :

Acétate de soude.
Acétophénone.
Acide arsénieux.
    — borique.
    — picrique.
    — pyrogallique.
    — sulfureux.

Alcool éthylique.
　　—　méthylique.
Azotite de potasse.
Benzine.
Chloroforme.
Créosote.
Éther.
Fluorure de sodium.
Huile de naphte.
Hyposulfite de soude.
Iodoforme.
Menthol.
Nitrobenzine.
Oxalate neutre de potasse.
Salol.
Sulfate d'alumine.
Sulfite salicylsodium.
Sulfocinate de soude.
Toluène.

4° Substances stérilisant complètement les cultures :

Acide hydrofluosilicique.
Ammoniaque.
Fluosilicate de fer.
　　—　de potasse.
Polysulfure de potassium.
Silicate de soude.

III. Influence de la température sur les principaux microbes pathogènes. — A côté de ces agents chimiques, il est intéressant de connaître à quelle température vivent la plupart de ces microbes pour savoir si les traitements par la réfrigération, les bains froids par exemple, ne deviennent pas des médications parasiticides.

Tuberculose. — De la matière tuberculeuse chauffée pendant vingt minutes à 60°, dix minutes à 71° ou parfaitement desséchée à 30°, peut infecter des cobayes aussi rapidement que des produits frais.

Des morceaux de tissus tuberculeux laissés à macérer ou à putréfier dans l'eau à la température ordinaire, pendant cinq à vingt jours, d'autres soumis à des congélations de — 50° ou de — 80° suivies de dégels successifs peuvent produire une véritable tuberculose parfaitement transmissible en série.

Typhus. — Le développement est très sensible à 40°. La meilleure température est de 25 à 35°. A 40°, les cultures s'arrêtent. La vitalité est très longue. Les cultures sont encore fertiles après six mois, et supportent une dessiccation prolongée, ce qui est dû aux spores.

Le microbe résiste facilement à *la congélation*.

Choléra. — La vitalité est faible. Les cultures périssent après une demi-heure de dessiccation à la température ordinaire. Dans les liquides, 50 à 55° suffisent pour tuer les microbes. Les *acides minéraux*, en très faible proportion, les tuent également. Les *acides organiques* sont beaucoup moins actifs.

Le bacille du choléra croît mal dans l'eau stérilisée. L'eau riche en matières organiques est plus favorable à son développement. Le développement est abondant entre 30 et 40°. Au-dessous de 16°, arrêt des cultures. Elles supportent sans périr une *congélation* de — 10° pendant une heure.

Charbon. — Le microbe résiste à la congélation.

Charbon symptomatique. — Le microbe perd sa virulence à 100°. Au contraire, une température de — 130° n'a pas d'influence.

Pneumocoque de Fraenkel. — Le microbe ne se développe pas au-dessous de 24° ni au-dessus de 42°; la meilleure température est 35°. La vitalité est assez faible.

Pneumocoque de Friedlander. — Le microbe croît très facilement à la température ordinaire.

Albert Robin.

Antisepsie interne. — La méthode d'antisepsie interne qui consiste à saturer l'organisme par le plus puissant des antiseptiques, le mercure, pour prévenir une infection microbienne, modérer la pullulation des micro-organismes, atténuer leur virulence, cette méthode si scientifique, si rationnelle qu'elle paraisse, n'est pas applicable à la thérapeutique. Il faudrait, pour qu'elle soit utilisable, qu'on trouvât un antiseptique qui n'amoindrît pas les diverses manifestations bio-chimiques de l'activité vitale et le potentiel des réactions cellulaires.

En outre, il est permis de croire que si les micro-organismes de la broncho-pneumonie, et ceci pourrait être généralisé, peuvent se développer avec toutes leurs propriétés nocives dans un organisme saturé de mercure, il est à supposer que l'administration de cet agent, alors que la maladie est en pleine évolution, sera plus ou moins inutile et qu'il n'y faut pas compter pour réaliser l'antisepsie interne.

Enfin, dans les recherches expérimentales à entreprendre pour fixer la valeur réelle d'un médicament destiné à réaliser l'antisepsie interne, il ne faudra pas se contenter de déterminer, *in vitro*, la puissance antiseptique de ce médicament contre tel micro-organisme ; il sera indispensable de faire intervenir un troisième facteur, dont l'importance est majeure, c'est l'organisme avec toutes ses aptitudes de réaction morphologique et chimique, c'est l'ensemble des activités cellulaires, dont la vie est l'expression encore mystérieuse.

ARTHRITE.

Jules Simon.

Arthrite chronique. — Prescrire :

Iodure de potassium............	4 gr.
Extrait de ciguë............	
— de belladone.........	āā 4 —
Glycérolé d'amidon............	30 —

F. s. a. — Frictionner plusieurs fois chaque jour avec ce glycérolé.

H. Rendu.

Arthrite suppurée du genou. — Faire une ou plusieurs ponctions, avec toutes les précautions antiseptiques, pour diminuer la tension. Introduire dans l'articulation la valeur d'une seringue de Pravaz d'une solution de sublimé à 1/4000.

Sous cette influence, la douleur et la fièvre diminuent très rapidement, et la guérison est bientôt complète.

ARTHRITISME.

Brocq.

Les traitements dits antidiathésiques doivent être continués avec la plus grande persévérance pendant des mois et même des années, sous peine de ne produire aucun effet notable. Il faut tâcher de combiner les moyens médicaux et de les formuler d'une manière précise pour que le malade ne se rebute pas.

Arthritisme goutteux. — Ainsi, par exemple, aux sujets arthritiques goutteux, prescrire comme médication interne, un *jeu d'eaux minérales* : prendre huit jours par mois, du 1er au 8, une heure avant chaque repas, à jeun, un grand verre d'eau de Vichy (Célestins) et pendant le repas, de l'eau de Pougues (Saint-Léger).

Ou bien encore, si les malades ne veulent pas d'eaux minérales, on peut leur prescrire :

1º Pendant une semaine par mois, du 1er au 8, au commencement de chaque repas, une des pilules suivantes (deux par jour) :

Chlorhydrate de quinine.......	0 gr. 10
Extrait de colchique	
Poudre de feuilles de digitale.	} ââ 0 — 01
Excipient et glycérine........	Q. S.

Pour une pilule.

2º Pendant deux semaines par mois, du 10 au 25, à chaque repas, deux des pilules suivantes (quatre par jour) :

Benzoate de lithine........	
Extrait de gentiane........	} ââ 0 gr. 08
Excipient et glycérine.......	Q. S.

Pour une pilule.

Quand la constitution goutteuse est très marquée, et quand le sujet supporte les iodures, on peut tous les deux mois, avec grand avantage, lui donner pendant huit ou quinze jours l'iodure de sodium, aux doses quotidiennes de 1 à 3 grammes.

Dans presque tous ces cas, il est d'ailleurs indiqué de favoriser la diurèse, de telle sorte que le régime lacté, soit pur, soit combiné avec quelques médicaments dits diurétiques, constitue la méthode la plus efficace et la plus inoffensive.

CHARBON.

Verneuil.

I. Traitement externe. — Employer un traite
ment mixte; extirper l'escarre au thermo-cautère,
larder les vésicules de pointes de feu, puis injecter
de la teinture d'iode dans la région œdématisée; re
couvrir ensuite d'un pansement antiseptique.

II. Traitement interne. — C'est le seul auquel
on puisse s'adresser, quand il n'existe pas de manifestation extérieure.

III. Traitement général. — Il ne doit pas être
négligé; autant que possible, soutenir les forces du
malade, en lui conseillant de s'alimenter; on lui fera
prendre du quinquina, du vin, de l'alcool, du café, des
potions avec une petite quantité d'acétate d'ammoniaque.

On pourra aussi administrer à l'intérieur des substances antiseptiques; c'est surtout à l'iode qu'on aura
recours. On peut donner par jour de V à X et même
XV gouttes de teinture, dans un verre d'eau sucrée.

Dieulafoy.

I. Traitement local. — En présence de l'accident local, agir sans perdre de temps.

Pratiquer avec la seringue de Pravaz un certain
nombre d'injections autour de la pustule, à différentes
distances et à différentes profondeurs.

Faire ces injections avec une solution d'acide
phénique au 1/50 ou avec une solution d'iode au 1/100.

Cautériser la pustule au thermocautère ou avec
le sublimé.

II. Traitement général. — Médication tonique
et reconstituante.

CHOLÉRA ÉPIDÉMIQUE.

Hayem.

L'intervention médicamenteuse proprement dite est purement illusoire.

I. TRAITEMENT PAR LE LAVAGE DE L'ESTOMAC. — 1° Traiter les *troubles gastro-intestinaux* par le lavage de l'estomac à l'eau bouillie ou à l'eau boriquée et la limonade lactique.

Administrer le plus tôt possible de 10 à 15 grammes d'acide lactique par jour, sous la forme suivante :

Eau..........................	800 gr.
Sirop de sucre..............	200 —
Acide lactique..............	10 à 15 —

On administre cette limonade par demi-verres dans l'intervalle des repas.

Dans plusieurs cas, des diarrhées cholériques assez légères ont été rapidement arrêtées par la limonade lactique, chez des malades que l'on soumettait à la diète complète.

La limonade lactique est volontiers acceptée par les malades ; elle constitue une boisson acide qui n'a rien de désagréable.

Toutefois, lorsque l'algidité a été très prononcée, l'acide lactique s'est montré à peu près inutile ; dans ce cas, l'élixir parégorique n'a été suivi de résultats appré-ciables que six fois sur seize. Cet élixir, de même que les opiacés, présente, du reste, l'inconvénient de provo-quer ou d'augmenter le collapsus. Il doit donc, en cette circonstance, être considéré comme contre-indiqué.

2° Contre les *vomissements*, symptômes pénibles et des plus fâcheux, qui contribuent à la déshydratation de l'organisme et empêchent l'absorption des boissons et des médicaments, et qui doivent être combattus le plus tôt possible et énergiquement, employer les lavages de l'estomac. Les services rendus par l'acide lactique sont incontestables, mais comme le médicament est souvent rejeté par les vomissements, il est indispensable de faire un lavage de l'estomac toutes les six à huit heures, jusqu'à ce que l'organe puisse tolérer les boissons.

II. TRAITEMENT PAR LES INJECTIONS. — 1° *Injections de sérum artificiel.* — Contre les *collapsus* et l'*algidité*, donner des bains à 40° et faire des injections intraveineuses de sérum artificiel, dont voici la formule :

Eau distillée. 1000 gr.
Chlorure de sodium pur . . . .   5 —
Sulfate de soude . . . .   10 —

Ces deux sels associés donnent un liquide qui conserve parfaitement les éléments du sang.

La température du liquide doit être voisine de celle du corps humain, et osciller entre 38 à 43° et même 44° centigrades, suivant que la température rectale du malade est algide ou au-dessus de 38°.

La dose à injecter doit être de 2 litres à 2 litres et demi ; l'injecter en un seul coup et en un quart d'heure.

On peut se servir d'une petite pompe en caoutchouc, aspirante d'un côté, foulante de l'autre, analogue à celle des irrigateurs.

Le liquide doit être stérilisé au moins à l'eau bouillante, ainsi que le vase qui le contient et les ajutages par lesquels il passe ; il ne doit pas contenir de particules solides, et, pour cela, il doit être filtré au préalable sur triple papier de Berzélius ; il ne doit pas être mélangé d'air.

On choisit une veine apparente au pli du coude ou, à son défaut, la saphène.

Chez les femmes et chez les jeunes enfants, les veines sont parfois si petites que l'opération devient impossible. Dans ce cas, faire l'injection intra-péritonéale. On pourrait, dans les cas difficiles, essayer l'injection dans le tissu cellulaire de la peau de l'abdomen, par exemple, où l'absorption d'une grande quantité de liquide se fait avec rapidité.

La peau, soulevée avec la pince au niveau de la veine, est coupée d'un coup de ciseaux qui produit une incision transversale en V obtus. On coupe de même l'aponévrose, puis la gaine vasculaire, de sorte que la paroi veineuse apparait bien à nu, au fond de la plaie. On saisit cette paroi avec la pince, on l'incise et, abandonnant alors les ciseaux sans lâcher la paroi veineuse, on prend la canule que l'on enfonce dans la veine maintenue ouverte, en laissant échapper un peu de sang. Il ne reste plus qu'à amorcer avec soin l'appareil et à injecter doucement.

On croit assister à une vraie résurrection. La connaissance revient, la contracture disparait et le malade éprouve une véritable sensation de bien-être. Le pouls redevient assez large et en général dicrote. Au début de l'opération, la dyspnée et l'oppression sont souvent exagérées, mais déjà, avant la fin de l'opération, la respiration devient ample, profonde et régulière; la teinte cyanique disparait rapidement. La température baisse immédiatement, si elle était au-dessus de 38° avant la transfusion; elle s'élève, si la température était inférieure à 37°. La plupart des malades sont pris de frissons pendant le cours même de l'opération, ou immédiatement après. La réapparition des urines est un fait consécutif plutôt qu'immédiat.

Dans les cas favorables, l'injection intra-veineuse détermine une réaction franche, soutenue, définitive. En quelques heures, les phénomènes de l'attaque sont arrêtés.

Les phénomènes gastro-intestinaux sont presque toujours amendés; parfois ils cessent définitivement en l'espace de vingt-quatre heures. Cet heureux résultat doit être attribué à l'introduction du sulfate de soude dans les liquides d'injection.

L'ancienneté du collapsus algide, l'algidité centrale, l'alcoolisme, la vieillesse, sont autant de conditions défavorables au succès de la méthode; il est vrai que ce sont autant de facteurs de gravité de la maladie. ·

Moins la période de stase algide aura duré, plus la guérison sera facile. Aussi, ne faut-il pas temporiser, lorsqu'il s'agit d'un moyen aussi inoffensif que la saignée. Le choléra n'est pas une maladie qui s'accommode de demi-mesures et de tergiversations. Dès que le pouls devient impossible à compter, il faut, sans attendre d'autres indications, pratiquer la transfusion.

La transfusion du sérum artificiel a été pratiquée aux malades sans pouls et chez ceux dont le pouls avait baissé malgré la balnéation chaude. Jamais il ne s'est produit d'accident.

La miction ne revient pas immédiatement. Les premières urines apparaissent rarement avant vingt-quatre heures; elles sont claires, de coloration normale, mais contiennent le plus souvent un peu d'albumine.

Les cas de réaction franche et durable après une seule injection ne sont malheureusement pas les plus fréquents. L'algidité peut reparaître et les phénomènes gastro-intestinaux poursuivre leur cours. Alors se pose la question de retransfusions.

Une seconde transfusion doit être faite sans retard, lorsque le pouls devient de nouveau insensible ou même seulement filiforme. L'indication de la seconde transfusion ne peut guère se poser que dix heures après la première opération.

Quels ont été les résultats de cette méthode? Sur

2.

240 malades ainsi traités, 149 sont sortis de l'hôpital guéris, soit une mortalité de 37,9 pour 100.

2° *Injections d'éther.* — L'éther en injections est plus nuisible qu'utile, en produisant une certaine excitation du cœur et en épuisant un organe dont les forces doivent être ménagées.

III. TRAITEMENT PAR LES BAINS CHAUDS. — Le phénomène le plus grave de l'attaque cholérique est *l'affaiblissement de la thermogénèse.* L'abaissement de la température centrale est très fréquent, souvent intense et toujours de mauvais augure. Il est donc urgent de fournir du calorique aux malades algides ou qui tendent à le devenir.

Les bains chauds, donnés systématiquement pendant vingt minutes, toutes les deux ou trois heures, ont toujours amené une élévation thermique de 1 à 2°.

Au sortir du bain, les malades sont enveloppés dans une couverture de laine bien chaude.

IV. TRAITEMENT PROPHYLACTIQUE. — Prescrire l'acide lactique, à la dose de 4 à 6 grammes par jour.

Proust.

L'épidémie de 1892 a frappé presque exclusivement des individus vivant dans des habitations insalubres, au milieu des quartiers malsains, ou buvant des eaux impures, plus ou moins contaminées.

PROPHYLAXIE. — Afin d'éviter le retour des accidents, nettoyer et désinfecter avec le plus grand soin tous les logements insalubres; supprimer les causes d'insalubrité dans les quartiers malsains; donner aux populations des eaux aussi pures que possible, et, dans les cas où les eaux potables seraient suspectes, les épurer, les filtrer, ou les faire bouillir.

D'un autre côté, prévenir le plus tôt possible l'autorité sanitaire dès les premiers cas cholériques, pour empêcher la formation de foyers secondaires ; il est nécessaire, si de nouveaux cas se produisent, de les déclarer immédiatement.

E. Bucquoy.

L'algidité n'est point, d'ordinaire, le symptôme initial du choléra ; c'est la diarrhée, contre laquelle il faut, avant tout, agir.

L'élixir parégorique agit à la fois comme sédatif de la douleur et modérateur du flux intestinal.

L'acide lactique, à la dose de 16 grammes par jour, produit l'augmentation de la diarrhée.

Préférer la *potion antidiarrhéique* suivante :

Teinture de cannelle.............	20 gr.
Laudanum de Sydenham.........	1 — 50
Sous-nitrate de bismuth.........	8 —
Julep gommeux.................	200 —

Dose : une grande cuillerée, de deux en deux heures.

Dujardin-Beaumetz.

Trois résultats à viser : 1° réchauffer le malade ; 2° combattre la diarrhée ; 3° arrêter les vomissements.

1° *Réchauffer le malade.* — Boissons chaudes et stimulantes : alcool, grog, thé au rhum, café léger, frictions, enveloppement avec des serviettes chaudes, application de bouillottes ou de briques chaudes.

2° *Combattre la diarrhée.* — L'acide lactique est un désinfectant intestinal précieux. Voici la formule recommandée :

Acide lactique.................	10 gr.
Sirop de sucre.................	90 —
Alcoolat d'oranges ou de citron....	2 —

Verser le tout dans un litre d'eau. Donner au malade trois cuillerées à soupe tous les quarts d'heure.

3° *Arrêter les vomissements.* — C'est plus difficile. Le meilleur antiémétique serait le menthol, puisqu'il prévient jusqu'aux vomissements de l'ipéca; mais il est peu maniable, insoluble dans l'eau et doué d'une saveur très désagréable.

Les morceaux de glace, donnés de temps en temps, les boissons gazeuses données toutes les trois heures, procurent souvent de bons résultats.

Enfin d'une façon générale, on peut conseiller l'emploi de l'élixir parégorique, qui est la moins toxique des préparations opiacées et qui calme merveilleusement la douleur.

On peut aussi employer les gouttes de Laussedat, qui ont eu autrefois une vogue très grande précisément contre les vomissements du choléra et dont voici la formule :

Teinture éthérée de valériane......	5 gr.
Liqueur d'Hoffmann...............	5 —
Laudanum de Sydenham...........	1 —
Essence de menthe..............	V gouttes

On donne XX à XXV gouttes de ce mélange, toutes les fois que le malade accuse une tendance à vomir ou à aller à la selle.

Il n'est peut-être pas très prudent de laisser le maniement de ces gouttes à des personnes ignorantes.

Constantin Paul.

I. TRAITEMENT CURATIF. — Avant tout, tirer parti de ce que l'on peut facilement avoir sous la main.

On peut ainsi recommander comme boisson l'eau albumineuse, qui est facile à préparer.

Contre les vomissements, faire usage de la potion de Rivière.

Mais surtout, si le malade est dans l'algidité, s'abstenir de lui faire prendre aucune substance toxique, car, pendant cette période, l'organisme n'absorbe rien, et lorsque cet état cessera, les doses accumulées empoisonneraient le malade.

L'élixir parégorique, formule de New-York, contenant 1 centigramme d'opium par cuillerée à café, est plus maniable que les autres préparations opiacées. En voici la formule exacte :

Opium	3 gr. 88
Camphre . . . , ...	2 — 58
Acide benzoïque	3 — 88
Essence d'anis	3 —
Miel	62 —
Alcool faible	946 —

Contre le refroidissement, recommander l'eau froide, additionnée de chartreuse·

II. Traitement prophylactique. — La désinfection des garde-robes et des vomissements sera obtenue par l'emploi de l'eau bouillante ou d'une décoction de plantes aromatiques : sauge, laurier et thym.

Fernet.

Donner de 4 à 5 grammes de benzo-naphtol; c'est un excellent antiseptique de l'intestin, par cachets de 50 centigrammes, en les espaçant.

Albert Mathieu.

Les indications du traitement sont les suivantes :

1º Détruire, si possible, le bacille dans l'intestin et, en tout cas, modérer sa pullulation;

2º Diminuer les vomissements et la diarrhée;

3º Remplacer dans l'organisme l'eau expulsée par le tube digestif;

4° Soutenir l'action du cœur et provoquer la diurèse ;

5° Combattre la tendance au refroidissement.

1° *Détruire le bacille dans l'intestin ou du moins modérer sa pullulation.* — Donner 4 à 5 grammes de benzo-naphtol, en cachets de 0 gr. 50.

Conseiller en outre 2 litres par jour de solution d'acide lactique à 15 0/00.

2° *Diminuer les vomissements et la diarrhée.* — Donner de l'eau chloroformée aux malades qui vomissent ; elle est à la fois calmante et antiseptique.

Employer également le talc pur à hautes doses : de 50 à 150 et 180 grammes, selon l'intensité de la diarrhée. Souvent, mais non toujours, on obtient ainsi l'épaississement des selles, excellente condition pour diminuer la croissance du bacille.

Le lait stérilisé est souvent mieux toléré que le lait ordinaire; il en est de même du champagne et des boissons gazeuses.

3° *Remplacer l'eau expulsée.* — Faire une injection de sérum dans la veine céphalique, à l'aide d'un trocart et d'un vase élevé, de manière à obtenir une certaine pression. Cette transfusion s'applique aux cas graves. Dans les cas légers, et dans les cas graves (pouls insensible, algidité, dyspnée vive), pour soutenir l'effet de la transfusion, injecter sous la peau, à l'aide de l'appareil de Burlureaux, de 200 à 600 grammes de sérum.

Il faut avoir soin d'enfoncer profondément l'aiguille sous le derme. Avec l'appareil de Burlureaux, il faut de vingt à vingt-cinq minutes pour injecter 200 grammes d'eau.

Ces injections ne sont pas très douloureuses, on peut facilement les continuer pendant quatre ou six jours de suite.

Elles paraissent contribuer beaucoup à relever l'action du cœur et avoir une influence favorable sur la diurèse. Le but, en les employant, est de fournir à l'organisme une quantité d'eau qui, déposée dans le tissu cellulaire, passe moins rapidement dans la circulation que l'eau injectée dans les veines.

4° *Soutenir l'action du cœur et provoquer la diurèse.* — Donner 0 gr. 40 à 0 gr. 80 de caféine par jour, en injections hypodermiques.

5° *Combattre la tendance au refroidissement.* — Prescrire un bain à 40°, toutes les deux heures. C'est surtout contre les crampes douloureuses, le refroidissement et la cyanose périphériques que les bains doivent être dirigés.

En résumé :

1° *Cas léger* : alimentation exclusive par le lait, et de préférence le lait stérilisé; 3 à 4 grammes de benzo-naphtol, en six ou huit cachets de 50 centigrammes; ou bien solution lactique, 1 à 2 litres, 50 et 100 grammes de talc. Bains contre les crampes douloureuses.

2° *Cas grave moyen* : diète absolu, avec 2 litres de solution lactique; ou bien lait stérilisé, champagne et 4 à 5 grammes de benzo-naphtol en huit ou dix cachets espacés dans la journée; eau chloroformée saturée; 100 à 150 grammes de talc; injections hypodermiques de 200 à 600 grammes d'eau et de 40 à 60 centigrammes de caféine (s'il y a tendance à l'anurie). Bains chauds contre les crampes et le refroidissement.

3° *Cas très grave* : déperditions aqueuses abondantes, pouls très petit ou insensible; refroidissement marqué, cyanose, dyspnée, anurie. Transfusion veineuse de 1500 à 2000 grammes de sérum d'Hayem, injections sous-cutanées de 600 grammes d'eau en trois fois (on pourrait certainement aller au delà de cette dose) et de 60 centigrammes à 1 gramme de caféine. Bains chauds. Le talc ici ne paraît pas avoir d'action.

Diète absolue. Solution lactique ou benzo-naphtol, à la dose de 5 grammes.

L'emploi des injections sous cutanées semble devoir dispenser de la répétition immédiate de l'injection intra-veineuse.

Galliard.

Choléra bénin ou cholérine. — Il a été confondu avec la diarrhée prémonitoire du choléra grave. On ne trouve pas de cyanose, pas d'anurie, peu d'algidité. Les selles sont simplement aqueuses, souvent bilieuses, sans grains riziformes. La guérison est de règle, mais la convalescence est languissante, et les complications sont possibles.

Choléra pernicieux. — Il faut distinguer les formes rapidement évoluantes, celles dans lesquelles le médecin arrive toujours trop tard, et les formes à évolution lente où le médecin a le temps d'intervenir.

1° *Forme foudroyante.* — La durée en est de vingt heures au moins. Le début est brusque; on constate de l'algidité périphérique et même centrale.

Prescrire la transfusion intra-veineuse de sérum artificiel.

2° *Forme galopante.* — Pas plus de cinq jours. Elle est caractérisée par une fréquence plus grande des prodromes; l'existence plus nette du stade phlegmorragique, la durée plus longue du stade d'algidité, la survenance des phénomènes réactionnels.

Prescrire la transfusion intra-veineuse.

3° *Forme lente : variété intestinale.* — Seule curable, elle est caractérisée par la persistance de la diarrhée et des vomissements : on constate du collapsus algide mortel, de la tendance à la réaction, un état d'anéantissement : de l'hypo et de l'hyperthermie.

On peut espérer la guérison.

4° *Forme lente : variété ataxo-adynamique.* — C'est un état nerveux marqué par peu de fièvre, mais par du délire. La mort est inévitable.

5° *Forme lente : variété marastique.*

Siredey.

I. TRAITEMENT CURATIF. — Employer de préfé-rence le sous-nitrate de bismuth, l'élixir parégorique, l'acide lactique, la poudre de talc, le salicylate de bis-muth et le laudanum.

Contre les vomissements, recourir à l'eau chlo-roformée, au lait glacé, au champagne glacé.

Dans les cas graves, pratiquer des injections d'éther et de caféine et prescrire des inhalations d'oxygène.

A la période algide, employer les bains chauds de 36° à 38°. Mais ces bains ne doivent être ordonnés que dans les premières périodes de la maladie; plus tard, ils peuvent donner lieu à des crises épilepti-formes. Au sortir du bain, essayer l'enveloppement de tout le corps dans du coton recouvert de taffetas gommé.

La transfusion est le plus puissant moyen de lutter contre le choléra grave.

L'injection sous-cutanée de sérum artificiel donne d'aussi bons résultats que la transfusion, et n'expose pas les malades à mourir des suites seules de l'opé-ration.

Dès qu'apparaissent les premiers phénomènes d'al-gidité, de cyanose, faire une injection de 150 à 300 grammes de sérum, soit à l'aide de l'appareil de Burlureaux, soit à l'aide de diverses seringues dont la contenance varie de 25 à 60 centimètres cubes. Le sérum employé est le même que celui des transfu-sions :

Chlorure de sodium..............	5 gr.
Sulfate de soude.................	10 —
Eau............................	1 litre

L'injection est faite profondément dans le tissu cellulaire sous-cutané ou à travers les muscles de la cuisse ou de la fesse. Malgré la quantité de liquide injecté, il ne survient aucun accident immédiat ou éloigné. La douleur est nulle chez les cholériques en collapsus, assez vive chez certains malades, mais néanmoins parfaitement supportable.

On injecte presque toujours en même temps 1 ou 2 centimètres cubes d'éther ou de caféine.

Les injections sont répétées deux ou trois fois dans les vingt-quatre heures, quelquefois davantage, suivant les indications. La dose quotidienne varie de 300 à 500 grammes de sérum.

Dans la plupart des cas favorables, la sécrétion urinaire se rétablit au bout de vingt-quatre à trente-six heures. Les injections, n'étant d'ailleurs absorbées que lentement, ne sont pas suivies de ces diarrhées profuses qui succèdent quelquefois à la transfusion.

L'absorption lente du sérum rend ces injections inefficaces dans les formes foudroyantes et, par conséquent, dans ces cas, on doit y renoncer, pour recourir à la transfusion.

II. Traitement prophylactique. — Pratiquer la désinfection rapide des linges souillés et des selles au moyen du sulfate de cuivre ; faire un lavage quotidien des parquets avec une solution de sublimé ; conseiller aux infirmiers et aux garde-malades des ablutions répétées, avec la même solution.

Netter.

Le gavage par l'eau, qui consiste à faire ingérer coup sur coup et d'une façon presque continue, pendant plusieurs heures, une grande quantité d'eau et à faire de la sorte pénétrer dans le sang une partie de l'eau perdue par la transsudation intestinale, parait, dans certains cas, donner de bons résultats.

Lesage.

I. TRAITEMENT. — Mettre le cholérique dans un bain chaud à 40°, durant vingt minutes à une demi-heure. Suivant les cas, le bain est sinapisé ou non, durant les dernières minutes du séjour. Le bain est répété toutes les deux heures.

Si le malade ne réagit pas après le bain, si l'algidité persiste et si le pouls reste négatif, on pratique immédiatement (jour et nuit) une transfusion à 38° de 1,500 grammes de sérum artificiel, suivant la méthode de M. Hayem :

Eau.	1000 gr.
Chlorure de sodium.	6 —
Hydrate de soude.	0 — 05

Ce traitement n'a aucune action, quand le choléra est à marche foudroyante.

Dans le cas contraire, le cholérique est soumis ensuite *systématiquement* :

1° A la diète absolue ;

2° Aux prescriptions suivantes :

a). Solution d'acide lactique à 15 grammes pour 1000, suivant la méthode de M. Hayem.

Deux litres par jour.

b). Thé au rhum. Glace. Eau de Seltz.

c). En cas de vomissements intenses ou répétés, on pratique plusieurs fois par jour le lavage de l'estomac, avec de l'eau bouillie. Le lavage terminé, on remplit la cavité gastrique avec 500 grammes ou un litre de la solution lactique.

d). Toutes les deux ou trois heures, d'une façon *systématique*, comme dans la méthode de Brand, le cholérique est soumis au bain chaud à 40°, sinapisé ou non, durant vingt minutes à une demi-heure. Ce mode de traitement est appliqué jour et nuit.

Au sortir du bain, le malade éprouve fréquemment quelques vertiges ou quelques lipothymies sans gravité, disparaissant par la station horizontale et la flagellation sur le thorax.

Le bain élève la température rectale et axillaire de 0°,5 à 2°, suivant les cas.

Outre cette élévation thermique, on note une augmentation de la tension artérielle et une activité plus grande de la circulation, la diminution ou la disparition de la cyanose, l'apparition d'une sudorèse notable, suivie de sommeil. Fréquemment le cholérique urine dans le bain. On note une diminution très notable des crampes.

e). Si malgré cette balnéation systématique, le malade redevient algide, il est prudent de le soumettre à une transfusion de sérum artificiel. Ces transfusions peuvent être pratiquées plusieurs fois sur le même malade, en une journée.

f). Pour provoquer l'émission de l'urine, remplir la vessie avec de l'eau boriquée tiède.

g). Les médicaments adjuvants employés seront, suivant les indications : caféine, éther en injections sous-cutanées, oxygène, ventouses, enveloppement ouaté.

II. RÉGIME. -- Par suite de l'ingestion de l'acide lactique, l'appétit revient très vite, dès le troisième jour du traitement. Le café, le bouillon, le pain sont les premiers aliments de la convalescence. Le lait a, plusieurs fois, provoqué le retour des troubles digestifs.

CHOLÉRA INFANTILE.

Grancher.

Prescrire :

    Acide lactique.......................... 2 gr.
    Eau distillée........................... 50 —
    Sirop de framboises..................... 50 —

Mêler. — Une cuillerée à café toutes les cinq, dix ou trente minutes, suivant la gravité des cas.

Administrer des lavements à la température de 30 à 32°.

Pratiquer le lavage de l'estomac avec de l'eau de Vichy.

Pour combattre le collapsus, prescrire un bain chaud sinapisé à 38°, pendant dix minutes au maximum, et faire une injection sous-cutanée de 50 centigrammes d'éther.

On peut aussi administrer, tous les quarts d'heure, une cuillerée à café de la potion suivante :

    Citrate de caféine............. 25 centigr.
    Rhum vieux .... 20 gr.
    Vin de Malaga.................. 30 —
    Sirop de framboises............ 40 —

Cadet de Gassicourt.

I. Traitement. — Prescrire :

    Extrait de ratanhia............ 50 centigr. à 1 gr.
    Elixir parégorique de Londres.   V à X gouttes
    Julep gommeux..................   10 gr.

F. s. a. une potion, dont le petit malade prendra une cuillerée à café d'heure en heure.

II. RÉGIME. — Diète absolue, jusqu'à la disparition des vomissements et de la diarrhée; puis on donnera du lait glacé. — Comme boisson, prescrire de l'eau albumineuse ou une légère infusion de thé au rhum préalablement glacée, et de la glace pilée.

Jules Simon.

I. TRAITEMENT. — 1° *Combattre la diarrhée.* — Employer l'opium, malgré le jeune âge de l'enfant, surtout sous la forme d'élixir parégorique et à raison de VIII à X gouttes par jour, ou bien en potion, en l'associant à l'extrait de ratanhia et à l'extrait de kola :

Extrait de ratanhia....	50 centigr. à 1 gr.
— de kola.............	10 à 20 centigr.
Élixir parégorique..........	VIII à X gouttes
Sirop simple...............	60 gr.

Une cuillerée à café, toutes les deux heures.
La potion suivante répond à la même indication :

Salicylate de bismuth..........	4 gr.
Craie préparée...............	2 —
Élixir parégorique............	V à X gouttes
Teinture de cannelle..........	1 gr.
Eau de mélisse	10 —
Vin de Malaga..............	20 —
Julep gommeux..............	110 —

Une cuillerée à café ou à dessert, suivant l'âge, d'heure en heure.
Voici encore une potion qui peut être utile :

Salicylate de bismuth..........	1 à 2 gr.
Laudanum de Sydenham	1 à V gouttes
Infusion de thé.............	60 gr.
Sirop de framboises..........	20 —
Rhum	15 à 20 —

2° *Combattre les vomissements.* — Eau glacée et alcoolisée : petit vésicatoire camphré, au creux de l'estomac.

3° *Prescrire des agents antiseptiques.* — Le calomel d'abord, l'acide lactique ensuite.

Administrer le calomel en poudre :

Calomel.................... 5 à 10 centigr.
Sucre pulvérisé............ 20   —

F. s. a. pour dix paquets. Un paquet toutes les deux heures.

L'apparition du collapsus doit faire cesser l'administration du médicament.

Prescrire aussi les lavements d'eau bouillie et boriquée de 150 à 200 grammes, suivant l'âge.

4° *Combattre le collapsus et l'algidité.* — Intervenir par des frictions avec divers alcoolats ; par les bains sinapisés ; par les bains de vin chaud, chauffés à 38° et de cinq à six minutes de durée ; par les piqûres d'éther ; par la caféine à l'intérieur.

Si ces moyens échouent, recourir à une injection sous-cutanée de 10 centigrammes de caféine.

II. Régime. — *Faut-il mettre l'enfant à la diète ?* — Oui, d'après les uns : non, d'après les autres.

Ceux qui proscrivent le lait, permettent l'ingestion de quelques cuillerées d'eau albumineuse ou de thé au rhum, ces boissons étant glacées, pour apaiser la soif.

Ceux qui autorisent le régime lacté, rationnent ce liquide à raison d'une ou deux verrées par jour et en le coupant d'eau de Vals ou de Pougues. La cessation des vomissements ou de la diarrhée permet d'augmenter cette dose ; leur retour oblige à la diminuer.

Descroizilles.

Prescrire :

> Poudre de Dower.............. 20 centigr.
> Sous-nitrate de bismuth....... 1 gr.

En faire quatre paquets ; à prendre dans la journée.
Prescrire un lavement avec :

> Nitrate d'argent............ 1 à 3 centigr.
> Eau...................... 50 gr.

Bains salés ou sinapisés.
Pratiquer des frictions sur le ventre avec :

> Ammoniaque..................... 10 gr.
> Huile camphrée................. 40 —

COLORATION DES URINES.

Constantin Paul.

1° *Propriétés colorantes du bleu de méthylène.* — Les essais faits sur l'emploi du bleu de méthylène dans l'ataxie locomotrice ont montré que les malades supportaient sans inconvénient des doses atteignant 30 centigrammes par jour, et que la matière colorante, employée même à des doses inférieures, colorait fortement les urines.

On peut vérifier le fait : avec 10 centigrammes, les urines sont colorées en vert jusqu'au troisième jour. Avec 5 centigrammes, elles sont encore colorées le lendemain, et même légèrement teintées le surlendemain. En diminuant les doses, avec 2 centigrammes, on peut encore obtenir des urines, qui, le premier jour, sont fortemen colorées ; celles du lendemain ne présentent qu'une faible coloration.

2° *Applications.* — Cet emploi inoffensif du bleu de méthylène donne un procédé très pratique pour s'assurer si les malades prennent les médicaments qui

qui leur sont prescrits, ce qui est souvent difficile à vérifier.

On peut également utiliser ce colorant au point de vue purement suggestif, pour essayer de démontrer l'efficacité d'un traitement à certains névropathes qui se plaignent de ce que les médicaments qu'on leur donne n'agissent pas sur eux.

Enfin, il y a là un moyen de faire de l'expectation à l'insu du malade, dans des cas où l'on préfère ne rien prescrire et où les malades réclament des médicaments, trouvant qu'on ne s'occupe pas assez d'eux.

COQUELUCHE.

G. Sée, Joffroy, Cadet de Gassicourt, Jules Simon, Descroizilles, Dujardin-Beaumetz, Comby.

Prescrire la cocaïne, la belladone, le valérianate de caféine, en prises, en badigeonnages ou en sirops.

Compléter le traitement par une saison thermale (1).

DENGUE.

F. Widal.

La dengue est une maladie cyclique et à évolution réglée.

Employer le minimum de médicaments possible et aux doses les plus modérées :

1° Si les douleurs sont trop vives, recourir à l'antipyrine, aux injections sous-cutanées de morphine et aux potions de chloral.

(1) Voy. Lefert, *La pratique des maladies des enfants*, et Lefert, *La pratique des maladies des poumons*.

2° Si l'embarras gastrique est très prononcé, le combattre par l'usage de quelques laxatifs ou d'une dose d'ipécacuanha.

3° Si la température est trop élevée, recourir aux affusions froides ou administrer le sulfate de quinine.

Dans la convalescence, souvent compliquée de débilitation, ordonner la médication tonique, le quinquina, les amers, les astringents, les ferrugineux.

DIABÈTE.

Germain Sée.

TRAITEMENT PAR L'ANTIPYRINE. — L'antipyrine constitue le traitement par excellence.

Au début, commencer par de hautes doses : 3 à 4 grammes par jour.

Il ne faut pas dépasser 4 grammes par jour, ni prolonger la médication plus de huit à dix jours.

Le grand avantage de cette thérapeutique est la rapide disparition des symptômes si pénibles de la soif, de la polyurie et des accidents cutanés, et cela malgré un régime peu sévère.

Il y aurait, cependant, quelques restrictions à faire, car il n'est pas toujours bon d'administrer l'antipyrine à tort et à travers.

L'action de l'antipyrine dans la glycosurie s'explique par le fait que cette substance et les corps de la série à laquelle elle appartient, diminuent l'excitabilité du système nerveux.

L'antipyrine permet, en plus, de continuer une alimentation de viandes, de graisses et de féculents.

1° *Indications.* — L'antipyrine agit admirablement toutes les fois qu'on se trouve en présence d'un diabète, dans lequel la quantité de sucre ne dépasse pas de 80 à 100 grammes par litre.

2° *Contre-indications.* — Dès que ce *quantum* est dépassé, ou bien dès que le diabète, même avec une quantité de sucre égale à 80 ou 100 grammes par litre ou moindre, se complique de tuberculose, dès qu'on se trouve en présence de glycosuriques amaigris et phtisiques, l'antipyrine perd son action et est contre-indiquée.

L'albuminurie ne constitue pas une contre-indication absolue.

Ch. Bouchard.

RÉGIME. — Supprimer de l'alimentation les substances féculentes et le sucre, et les remplacer, comme équivalents nutritifs par des substances grasses : sardines à l'huile, thon à l'huile, hareng fumé, caviar, lard, rillettes, jambon, foie gras, ces derniers aliments étant surtout utiles dans le cas d'amaigrissement rapide du diabétique.

On ne doit jamais refuser les liquides aux diabétiques : il faut que la soif obtienne chez eux satisfaction et qu'ils puissent boire chaque fois qu'ils en éprouvent le besoin.

C'est l'eau qui devra être la boisson par excellence, l'eau fraîche surtout.

Si le vin, pris avec modération, est avantageux par l'action tonique qu'il doit à la complexité de sa composition, l'alcool doit être proscrit, parce qu'il ralentit la nutrition.

Diabète avec azoturie. — La codéine est utile; on peut la porter à la dose de 0 gr. 20 à 0 gr. 60 par jour, en l'associant avec la strychnine.

Jaccoud.

Ne jamais mettre de vésicatoire à un diabétique, à cause de la tendance aux gangrènes.

Diabète insipide. — Prescrire :

N° 1. Eau distillée................ 250 gr.
     Sulfate de strychnine...... 0 — 15

Une à trois cuillerées à café par jour, dans une décoction de calisaya.

N° 2. Bromure de potassium..... 2 à 4 gr.

à prendre chaque jour.

P. Brouardel.

Il n'existe pas de traitement du diabète.

Il n'est aucune médication qui puisse s'appliquer à un malade quelconque.

Chercher une solution commune pour tous les malades ne serait pas moins contraire aux données de la physiologie qu'à celles de la clinique.

Empêcher le sucre de se former, favoriser sa destruction ou son élimination, quand il existe en excès, tels sont les deux termes du problème à résoudre.

Les diverses médications à employer, classées d'une façon artificielle sur la physiologie et la clinique, comprennent :

1° Médications propres à empêcher l'introduction du sucre dans l'économie ;

2° Médications destinées à empêcher la formation du sucre, sous l'influence d'un trouble du système nerveux ;

3° Médications destinées à réduire ou à éliminer le sucre en excès dans l'économie ;

4° Médications basées sur des indications spéciales.

Panas.

L'antipyrine permet d'intervenir chirurgicalement avec succès dans certains cas et de faire reposer le malade de son régime; il faudra seulement être très prudent, surveiller attentivement les malades et s'abstenir, s'il y a lieu d'admettre la possibilité d'une néphrite interstitielle.

Hayem.

Coma diabétique. — Prescrire :

Eau distillée	160 gr.
Esprit de Mindérerus	10 —

M. s. a. — A prendre dans les vingt-quatre heures.

Balano-posthite diabétique. — Faire des injections sous-préputiales avec de l'eau boriquée à 4/100.

Saupoudrer avec :

Oxyde de zinc	} āā 20 gr.
Poudre d'amidon	
Acide salicylique	1 —

F. s. a.

Vulvite diabétique. — Faire des pulvérisations avec l'eau boriquée à 4/100.

Prescrire des bains d'amidon.

Appliquer un tampon de ouate glycérinée.

Dujardin-Beaumetz.

Diabète avec polyurie très abondante. — I. TRAITEMENT. — 1° Prendre avant le déjeuner et le dîner le mélange suivant :

Dans un verre d'eau alcaline gazeuse [Vichy (Hauterive), Vals (Saint-Jean)], faire dissoudre une des doses suivantes :

> Carbonate de lithine................ 10 gr.

en trente doses, et ajouter II gouttes de :

> Liqueur de Fowler................. 10 gr.

2o Faire chaque matin une lotion sur tout le corps avec une éponge trempée dans de l'eau tiède additionnée d'eau de Cologne.

Après la lotion, faire une friction sèche avec un gant de crin.

On peut remplacer cette lotion par tout autre prescription hydrothérapique.

3o Le matin, après le déjeuner et après le dîner, se rincer la bouche, en se frottant doucement les gencives, avec le mélange suivant :

> Acide borique..................... 25 gr.
> — phénique................... 1 —
> Thymol........................... 25 centigr.
> Eau.............................. 1 litre.

Et ajouter :

> Teinture d'anis .... 10 gr.
> Essence de menthe............... X gouttes.
> Alcool à 90°...................... 100 gr.
> Teinture de cochenille....... Q. S. pour colorer.

Étendre de moitié d'eau pour l'usage.

S'il y a polyurie accentuée, prendre après les repas, dans un peu de café noir sacchariné, une des doses suivantes :

> Antipyrine........................ 10 gr.

en dix paquets.

Chez les diabétiques polyuriques, l'antipyrine ramène l'urine au taux de 2 litres par jour.

II. Régime. — Chaque malade doit avoir son régime particulier. Tel supporte le sucre de fruits, qui ne tolère pas la fécule de pomme de terre ; tel autre ne pourra manger une grappe de raisin, sans qu'immédiatement la glycosurie n'augmente dans une forte proportion.

Suivre avec rigueur l'hygiène alimentaire suivante :

1° *Aliments.* — Comme potages, prendre surtout des soupes aux choux, du bouillon aux œufs pochés, des soupes maigres, de la soupe à l'oignon. Ces potages seront pris sans pain et sans pâtes alimentaires.

Se nourrir exclusivement d'œufs, de viandes de toutes sortes, de volailles, de gibier, de mollusques, de crustacés, de fromages.

Défendre les sauces au roux et la friture à la farine.

Insister sur les aliments gras, tels que sardines à l'huile, thon à l'huile, hareng saur à l'huile, caviar, beurre, graisse d'oie, lard, rillettes, gras de jambon, charcuterie, choucroute garnie.

Défendre tous les féculents, les pâtes alimentaires, le pain, les panades, les nouilles, le macaroni, la pâtisserie, le sucre, les mets sucrés, le chocolat, les confitures, tous les fruits.

Comme pain, prendre du pain de gluten. Cette invention a constitué un progrès. Malheureusement les pains de gluten du commerce, dans le but de présenter au consommateur un produit plus agréable au goût, renferment une quantité de fécule presque égale à celle du pain ordinaire.

Aujourd'hui, ils sont avantageusement remplacés par le pain fait avec les graines de soya (*Soja hispida*), sorte de haricot, originaire du Japon, qui ne contient que des traces infinitésimales de matières féculentes; ce sont plutôt des matières ternaires cellulosiques que de l'amidon. On en fait des biscottes pour le potage, des gaufrettes sucrées à la saccharine. .

On prépare également du pain avec la *légumine* ou avec la *fromentine*, c'est-à-dire avec les embryons de blé, retirés du son, privés de leur graisse et réduits en poudre.

Tous les légumes verts sont permis, sauf les betteraves, les carottes et les navets.

On peut prendre à chaque repas 100 grammes de pommes de terre cuites à l'eau ; la pomme de terre, chose assez inattendue, constitue un des aliments les moins riches en fécule et par conséquent un de ceux dont l'usage pourra être, non pas recommandé, mais toléré aux diabétiques. Elle ne renferme que 8,30 pour 100 de fécule, alors que le meilleur pain de gluten en contient au moins de 20 à 30 pour 100.

2° *Boissons.* — Défendre le vin pur, les liqueurs alcooliques et les bières de malt ; ne permettre la bière qu'avec beaucoup de modération.

Comme boisson, prendre aux repas du vin coupé avec de l'eau de Vals ou de l'eau de Vichy (Célestins ou Hauterive).

Le thé, le café, le maté, la kola, et en général les préparations renfermant de la caféine seront prises avec avantage, comme toniques et réparateurs.

Pour sucrer les boissons, user de pastilles de saccharine. La saccharine peut être recommandée en toutes circonstances, car les troubles digestifs qu'elle produit sont exceptionnellement rares. Elle permet de supprimer la glycérine, dont l'emploi, à longues et à hautes doses, peut amener des accidents.

Ne permettre le lait qu'en très petite quantité. Il produit une aggravation rapide, au point de vue de la polyurie et de la glycosurie. Presque aucun malade ne supporte le sucre de lait.

3° *Durée du régime.* — La durée du régime est variable selon les cas.

Au début, maintenir le régime alimentaire pendant plusieurs mois avec une extrême rigueur.

Mais, dès qu'on a observé la disparition du sucre ou une diminution considérable dans la quantité de glycose excrétée dans les vingt-quatre heures, y apporter quelques adoucissements; en effet souvent ce régime alimentaire amène un grand affaiblissement, et il n'y a que des avantages à maintenir le diabète à un chiffre inférieur à 10 grammes de sucre dans les vingt-quatre heures, et cela, en permettant un peu de pain aux repas, quelques pommes de terre ou un peu de fruits.

III. HYGIÈNE. — Prescrire un exercice journalier et régulier. Tous les exercices du corps sont favorables. Toutefois ne pas aller jusqu'à la grande fatigue. Insister sur les promenades à pied, la vie en plein air, les excursions alpestres, l'équitation, l'hydrothérapie, l'escrime, le jardinage, la menuiserie, en un mot tous les moyens d'augmenter l'activité des échanges nutritifs.

Diabète d'origine arthritique. — Donner la médication lithinée et arsénicale de Martineau :

Carbonate de lithine.........	20 centigr.
Arséniate de soude..........	2 à 5 milligr.
Eau gazeuse...............	500 gr.

En trente doses; faire dissoudre dans un verre d'eau de Vichy (Hauterive). Le malade prendra une dose avant le déjeuner et une avant le dîner.

Diabète d'origine nerveuse. — Administrer 1 à 2 grammes d'antipyrine dans une verrée d'eau de Vichy saccharinée et aromatisée avec du rhum ou du kirsch.

Diabète avec albuminurie. — Quand l'albuminurie coïncide avec le diabète, opter pour le traitement de la maladie qui paraît la plus menaçante, et sacrifier l'autre.

E. Bucquoy.

Donner le seigle ergoté, à la dose de 75 centigrammes par jour.

Constantin Paul.

Régime. — Exclure le sucre de l'alimentation; le remplacer par la saccharine, qui n'est pas un sucre, et qui néanmoins jouit d'un pouvoir sucrant considérable.

La saccharine, ajoutée aux boissons, ne paraît pas fatiguer l'estomac, ni nuire aux digestions; c'est un excellent antiseptique de la bouche.

Les pains de gluten les plus agréables au goût sont les plus chargés d'amidon. Ils n'ont pourtant qu'un avantage, c'est de nécessiter une mastication prolongée et par suite d'exciter la sécrétion salivaire.

L'extrait de malt agit de même.

Quant aux pommes de terre, donner la préférence à celles qui sont longues et peu farineuses.

Lecorché.

I. Régime. — Prescrire un régime diététique aussi substantiel et aussi peu féculent que possible.

Ne conseiller le pain de gluten que dans les cas où le chiffre de sucre est très élevé et encore ne le prescrire que pendant un très court espace de temps. Un usage trop prolongé de ce pain ne peut qu'être funeste au malade, en facilitant l'apparition de ces troubles gastro-intestinaux qui sont tant à redouter. Ce pain de gluten du reste, quelque excellent qu'il soit, renferme toujours d'assez notables proportions de fécule. Il est de plus indigeste. Préférer le pain ordinaire en petite quantité.

Comme boissons : vin, thé, café, eau-de-vie.

II. Médication interne. — La base du traitement pharmaceutique reposera sur l'emploi des opiacés et des alcalins, pris sous forme de bicarbonate de soude.

La dose quotidienne de bicarbonate de soude sera de 4 à 6 grammes et continuée pendant deux semaines.

On l'ingérera en deux ou trois fois, après les repas.

Les effets thérapeutiques sont les suivants : diminution de la glycosurie, abaissement du chiffre de l'urée, atténuation de la polyurie.

Comme inconvénients, redouter l'usage immodéré et trop prolongé du bicarbonate de soude, qui produit l'anémie et un amaigrissement excessif.

On peut aussi prescrire l'eau de chaux et les eaux minérales, telles que les eaux de Vals, de Vichy, de Pougues.

Préférer à ces eaux seulement alcalines l'eau de la Bourboule, lorsque le diabète est ancien déjà, lorsque la constitution du malade est peu vigoureuse, dans les cas surtout où le chiffre de l'urée est peu élevé.

Ne pas prolonger l'usage des préparations alcalines ou des eaux alcalines au delà d'une quinzaine de jours, trois semaines.

Les remplacer alors par des préparations ferrugineuses, associées au quinquina pris sous forme de vin ou d'extrait, par des eaux ferrugineuses, telles que les eaux d'Orezza, de Bussang, quitte à y revenir ultérieurement, quand le réclame l'intensité de la glycosurie.

Les complications qui peuvent se manifester dans le cours du diabète constituent le plus souvent des indications à revenir momentanément à l'usage des alcalins.

Diabète syphilitique. — Prescrire le mercure.

Lancereaux.

Coma diabétique. — Prescrire les drastiques et les diurétiques, pour combattre l'auto-intoxication complexe qui peut être comparée à l'urémie;

Les inhalations d'oxygène, contre la dyspnée;

Les injections hypodermiques de caféine et d'éther, pour lutter contre la paralysie cardiaque;

Les stimulations de la peau.

Henri Huchard.

Administrer la caféine aux diabétiques, qui sont toujours en mouvement de fatigue et de surmenage et qui peuvent tomber dans un état d'adynamie que ce médicament fait disparaître.

Coma des diabétiques. — Le bicarbonate de soude est toujours utile aux diabétiques, mais c'est surtout contre le coma qu'on doit user d'une médication énergique; donner des doses considérables de ce sel, jusqu'à 100 grammes chaque jour, par l'estomac et en lavements.

Diabète azoturique. — L'antipyrine, sans modification du régime, produit une diminution de la polyurie et de la glycosurie. Le médicament ne peut pas produire l'albuminurie.

Albert Robin.

Écarter *a priori* les moyens thérapeutiques qui accélèrent la dénutrition, tels que l'oxygène, l'essence de térébenthine, la strychnine, la thalline.

Tout médicament qui ralentit la nutrition générale et celle du système nerveux diminue la glycosurie.

Par conséquent les indications thérapeutiques du diabète peuvent être formulées ainsi :

1º Soustraire à l'organisme, par un régime approprié, les matériaux de production du sucre et priver la cellule hépatique de son existence fonctionnelle;

2º Ralentir la désassimilation générale et la formation du glycogène, à l'aide de moyens qui diminuent les actes chimiques de la vie organique, par l'intermédiaire de leur action sur le système nerveux.

I. TRAITEMENT PAR L'ANTIPYRINE. — L'antipyrine remplit le mieux ces conditions. Elle agit sur la glycosurie; elle fait momentanément disparaître le sucre de l'urine diabétique, même quand on suspend le régime: elle agit aussi dans les diabètes gras, sans azoturie, quand elle est donnée de bonne heure, mais ne guérit pas le diabète; toutefois elle a produit des résultats excellents sur les symptômes diabétiques.

1º *Mode d'emploi.* — Il faut limiter à certaines conditions son emploi rationnel :

Donner la dose de 3 grammes par vingt-quatre heures, fractionnée en prises de 1 gramme: elle est d'ordinaire suffisant⁰. Elle doit être descendue à 2 grammes chez les *diabétiques albuminuriques.*

Associer l'antipyrine au bicarbonate de soude (2 parties d'antipyrine pour 1 de sel sodique) et faire prendre le mélange par doses de 1 gramme, à distance des repas.

Ne pas dépasser un terme moyen de huit à dix jours d'usage, sinon il se produit une albuminurie qui peut durer assez longtemps; reprendre le traitement avec interruptions, en insistant sur le régime spécial.

2º *Indications.* — Donner l'antipyrine, surtout quand le diabétique ne tolère que difficilement son régime spécial.

On doit employer l'antipyrine au début du traitement d'un diabétique, alors qu'il s'agit de modérer à bref délai une glycosurie ou une polyurie considérable;

Elle permet de suspendre le régime, chez les diabétiques qui en sont fatigués, et cela sans que le malade perde le bénéfice de la contrainte qu'il a imposée à son estomac.

Elle est indiquée quand le régime longtemps continué et bien toléré, a donné son maximum d'effet, en ce sens que la polyurie et la glycosurie sont arrivées à un point fixe au-dessous duquel elles ne s'abaissent plus.

Une des meilleures manières de juger les effets de l'antipyrine dans le diabète, c'est non seulement de doser journellement la quantité de sucre urinaire, mais aussi de mesurer chaque jour la quantité de l'urine et sa densité. L'antipyrine est favorable quand, au fur et à mesure que la quantité s'abaisse, la densité descend aussi ou reste tout au moins stationnaire. Mais si, la quantité d'urine diminuant, la densité tend à s'élever, il faut cesser aussitôt l'antipyrine pour n'y plus revenir.

3° *Contre-indications.* — La diminution de l'appétit, l'amaigrissement, la sensation de faiblesse éprouvée par les malades, la pâleur du visage, l'oppression, la bouffissure des paupières ou la sensation de tension de la face sont des symptômes, qui, lorsqu'ils apparaissent, démontrent que l'usage de l'antipyrine est plus nuisible qu'utile, quand bien même la glycosurie serait influencée.

L'albuminurie ne constitue pas une contre-indication absolue. Sa présence indique seulement une question de dose et de durée dans l'emploi du médicament.

Le médicament ne convient pas aux diabétiques azoturiques ou phtisiques.

Certains malades sont rebelles à la médication et quand, après une semaine, il n'y a pas une diminution considérable du sucre, il ne faut pas insister.

La tuberculose des diabétiques n'est pas influencée par l'antipyrine.

II. Traitement par la balnéation. — La balnéation chlorurée sodique conviendrait peut-être à certains diabétiques, mais elle parait contre-indiquée chez le plus grand nombre.

En effet, si cette balnéation peut relever l'activité vitale, quand l'organisme doit faire les frais d'une lutte contre un élément morbide; si, elle peut, dans ces circonstances, diminuer l'opportunité morbide, c'est à condition que l'état d'infériorité de l'organisme provienne justement d'une nutrition insuffisante.

Au contraire, si cette opportunité morbide relève d'actes désassimilateurs ou oxydants trop actifs, cette médication n'aurait d'autre résultat que de diminuer encore la résistance de l'organisme et de mieux préparer le terrain de la maladie.

III. Régime. — Une habile combinaison du régime et de l'antipyrine, associés dans une sorte de médication alternante, parait être actuellement un des meilleurs traitements du diabète.

Dreyfus-Brisac.

1º Prendre le matin à jeun un verre d'eau de Carlsbad ou une cuillerée à café de sels de Carlsbad dans un verre d'eau chaude;

2º Boire aux repas de l'eau de Vichy (Hauterive ou Célestins);

3º Après les trois repas, un ou deux des paquets suivants :

Bicarbonate de soude .... 1 gr.
Extrait thébaïque .... 0 — 02

4º Prendre, le soir, une ou deux des pilules suivantes :

Extrait thébaïque .... 0 gr. 01

Juhel-Renoy.

Polyuries azotiques. — I. TRAITEMENT. — Soumettre le malade à la médication par l'antipyrine.

Dans l'espace de quelques jours, tous les symptômes morbides s'atténuent, puis disparaissent.

Pour avoir un succès prompt et durable, il faut donner le médicament à hautes doses : 5 grammes dans les vingt-quatre heures, 1 gramme toutes les cinq heures et demie ; en prolonger l'usage pendant vingt jours, en diminuant de 1 gramme tous les trois ou quatre jours.

L'antipyrine est bien supérieure à la quinine, à la valériane et à l'opium. C'est le médicament suspenseur de l'activité rénale, et cette propriété particulière, si dangereuse dans le traitement des fièvres par l'antipyrine, trouve ici un emploi remarquable.

II. RÉGIME. — Soumettre le malade au repos absolu, à l'immobilité.

Régime azoté approprié.

Régime carné.

Boissons abondantes pour faciliter la dissolution de l'urée.

DIPHTÉRIE.

Bouchard, Grancher, Huchard, Jules Simon, Gaucher, Hutinel(1).

I. PROPHYLAXIE. — Employer la chaleur, les liquides antiseptiques et les fumigations gazeuses.

II. TRAITEMENT. — Pratiquer des pulvérisations, des irrigations et des badigeonnages avec l'acide phé-

(1) Voy. Lefert, *La pratique des maladies des enfants* et *La pratique des maladies des poumons et de l'appareil respiratoire.*

nique, l'acide salicylique, ou tout autre liquide anti-septique.

III. RÉGIME. — Surveiller l'alimentation.

DYSENTERIE.

Dujardin-Beaumetz.

Prescrire la potion suivante :

      Poudre d'ipéca................... 7 gr.
      Eau de cannelle............... ⎰
      Sirop d'opium................ ⎱ àà 30 —

Faire bouillir la poudre d'ipéca pendant cinq minutes dans l'eau ; filtrer et ajouter l'eau de cannelle et le sirop d'opium. Faire prendre une cuillerée à bouche d'heure en heure.

Prescrire en même temps un lavement composé de :

      Extrait de Saturne............. 3 à 5 gr.
      Eau........................ 250 —

Maintenir la chaleur du corps (1).

ÉRYSIPÈLE.

Hayem.

Érysipèle à répétition. — Les badigeonnages phéniqués forts donnent de bons résultats et on peut même, par ce moyen, enrayer l'évolution de la maladie.

(1) Voyez Paul Lefert, *La pratique des maladies de l'estomac*, article *Dysenterie*, par MM. Dujardin-Beaumetz, Jules Simon.

LEFERT. — Médecine.   4

Encadrer la plaque avec un pinceau imbibé d'un mélange à parties égales d'acide phénique et d'alcool. Parfois la plaque rompt la ceinture phéniquée et une seconde bande doit venir la circonscrire de nouveau.

Le badigeonnage doit être fait avec précaution, car si la brûlure de la peau est trop intense, elle laisse après elle une cicatrice.

E. Besnier.

Faire des lotions avec la solution suivante :

Salicylate de soude............	20 à 40 gr.
Bicarbonate de soude.........	10 à 20 —
Eau bouillie................	1000 —

On peut aussi appliquer les lotions, au moyen de compresses.

Marc Sée.

Employer comme pansement le sous-nitrate de bismuth, qui est un préservatif, et qui de plus combat efficacement l'érysipèle déjà développé;

Mettre le topique en poudre sur la solution de continuité, qui est le point de départ de la maladie.

Constantin Paul.

Érysipèle de l'ombilic chez les nouveau-nés. — Appliquer sur la région ombilicale du collodion élastique ou la pommade suivante, qui n'est autre que le liniment oléo-calcaire modifié :

Sublimé..................	0 gr. 05.
Sucrate de chaux............	10 —
Vaseline..................	40 —

La guérison est obtenue en trois jours, au moyen de ce topique.

Guyot.

L'érysipèle est beaucoup moins contagieux que la rougeole, la variole, la scarlatine, mais on ignore dans quelles conditions il se développe.

L'incubation de cette maladie est très courte.

Le froid cause fréquemment des rechutes.

L'albuminurie est rare, l'endocardite exceptionnelle. L'alcoolisme assombrit le pronostic.

Il n'y a pas de traitement qui arrête la maladie.

A. Ferrand.

Employer l'aristol en solution éthérée au 1/10.

Gérin-Roze.

Érysipèle de la face. — Employer les pulvérisations de sublimé, faites deux fois par jour ; elles paraissent s'opposer à la diffusion du mal.

Hallopeau.

I. TRAITEMENT PAR LE SALICYLATE DE SOUDE. — Débuter par un purgatif au calomel.

Puis employer alternativement le sulfate de quinine et le salicylate de soude (4 gr. en trois fois), à un jour d'intervalle l'un de l'autre.

1° *Mode d'administration.* — Prescrire la solution de salicylate de soude à 1 pour 20. En imbiber des compresses de toile composées de plusieurs doubles ; étendre ce masque au delà des parties envahies, et le recouvrir d'un autre masque en taffetas gommé, pour limiter l'évaporation.

2° *Mode d'action.* — Au bout de peu de temps, le gonflement et la tension de la peau s'affaissent ; il ne reste qu'une rougeur indiquant la présence de l'érysipèle ; les paupières reprennent leur épaisseur normale et le malade ouvre les yeux dans l'espace de quelques heures.

La maladie se limite à la face et même quand l'éruption a gagné le front, elle s'éteint et la rougeur s'arrête, en décroissant, à la bordure du cuir chevelu.

Si elle envahit ce dernier, on ne constate point la douleur intolérable si redoutée autrefois. En tout cas, le fait est rare, et s'il se produit, le malade s'en ressent peu. Il n'y a pas de délire et la fièvre est insignifiante.

La guérison survient du troisième au cinquième jour.

3° *Contre-indications*. — La dyspnée et les accidents cérébraux contre-indiquent le traitement par le salicylate de soude.

II. TRAITEMENT PAR L'ICHTYOL. — J'ai eu l'occasion d'expérimenter sur moi-même le traitement de M. Juhel-Renoy (1), trente heures environ après le début d'un érysipèle, qui a pu ainsi être enrayé en deux jours.

Ce résultat me semble prouver péremptoirement l'action abortive de cette médication, qui a, d'autre part, l'avantage d'être très peu douloureuse et d'une innocuité absolue.

Quel est le mode d'action de l'ichtyol et de la traumaticine? On a invoqué tour à tour la compression, le pouvoir réducteur énergique de l'ichtyol ou son action parasiticide : ce sont là des hypothèses rationnelles qui ne reposent toutefois sur aucune donnée expérimentale.

(1) Voy. p. 70.

H. Rendu.

I. PROPHYLAXIE. — L'érysipèle n'offre jamais le caractère contagieux des exanthèmes ; l'isolement néanmoins est nécessaire.

II. TRAITEMENT LOCAL. — Prescrire l'application, sur les parties malades, de compresses imbibées de liquides antiseptiques : acide borique, sublimé.

III. TRAITEMENT GÉNÉRAL. — Administrer le sulfate de quinine.

Prescrire les bains froids, lorsqu'il existe des phénomènes nerveux intenses.

Sevestre.

I. PROPHYLAXIE. — L'érysipèle est contagieux autrement que la rougeole. Le plus souvent le germe est porté par une main infectée ; l'antisepsie de la peau est donc nécessaire, pour empêcher la propagation de l'érysipèle.

II. TRAITEMENT. — C'est le même principe qui doit diriger le traitement.

Enduire les régions envahies par l'érysipèle avec de la vaseline salolée.

Érysipèle ambulant. — Si le sulfate de quinine ne produit aucun effet bien marqué et si l'acide salicylique n'amène qu'un abaissement de température momentané, on produira une défervescence rapide en quelques jours, à l'aide de bains additionnés de borate de soude (500 gr. par bain). L'action se caractérise, d'une part, par un abaissement momentané de la température à la suite de chaque bain, et en second lieu par un abaissement progressif et continu de la courbe thermique, coïncidant avec une amélioration des phénomènes locaux.

Albert Robin.

On doit pulvériser la plaque, le bourrelet et la zone externe, puisque c'est dans cette zone que siègent surtout les microbes.

A la face, la pulvérisation est facile; il suffit de recommander au malade de fermer les yeux, ou de les lui protéger soit avec deux boulettes de coton hydrophile, soit avec une petite bande de taffetas.

Au cuir chevelu, l'action est moins directe; les cheveux empêchent le liquide pulvérisé d'arriver à destination; aussi, pour peu que l'état général soit inquiétant, on ne doit pas hésiter à couper les cheveux, et à pulvériser comme pour la face.

1° *Liquide antiseptique.* — Pratiquer la pulvérisation avec la liqueur de Van Swieten, qui n'est pas très caustique et qui est assez facile à manier.

La solution employée est au 1/1000 : c'est en somme de la liqueur de Van Swieten, à laquelle on peut ajouter un peu d'acide tartrique pour éviter la formation d'un produit qu'on croit être un albuminate de mercure.

2° *Appareil de pulvérisation.* — L'appareil dont on se sert est celui qu'on emploie généralement pour les pulvérisations antiseptiques, le pulvérisateur de Lister.

3° *Technique.* — La distance à laquelle on place le pulvérisateur est variable; environ 30 centimètres.

La durée de la pulvérisation est de trente minutes.

Le nombre des pulvérisations varie nécessairement avec l'étendue de la plaque érysipélateuse, la température et l'état général. Quatre pulvérisations par jour, de trente secondes chacune, représentent le chiffre moyen; deux ou six sont les chiffres extrêmes.

Talamon.

Pulvériser avec un appareil de Richardson, pendant une minute :

Sublimé corrosif	1 gr.
Acide citrique ou tartrique	1 —
Alcool à 90°	5 c. c.
Ether sulfurique	Q. S.

Pour faire 100 centimètres cubes.

Pulvériser sur la zone la plus externe de l'érysipèle, en dedans et en dehors du bourrelet érysipélateux, la solution suivante :

Cette solution, étant caustique, ne doit pas être projetée sur les yeux, ni au voisinage des narines.

Répéter les pulvérisations deux ou trois fois par jour.

Ce traitement est le meilleur. S'il est employé dès le début, l'inflammation cutanée cède dès le premier jour et la maladie est terminée le quatrième jour.

Tenir compte, au point de vue de la durée de chaque pulvérisation, de la force du jet pulvérisé ; la durée doit être moindre avec l'appareil de Richardson qu'avec un petit pulvérisateur ordinaire.

La durée de la pulvérisation est d'environ une minute pour une plaque de l'étendue de la paume de la main.

La distance à laquelle on se place pour diriger le jet est de 10 à 20 centimètres.

La quantité de liquide pulvérisé est telle qu'elle forme une couche de liquide continue, peu épaisse, assez cependant pour qu'il se forme de petites gouttes de liquide.

Tenir compte aussi de la finesse de la peau du sujet et tâcher d'apprécier la profondeur de l'infiltration dermique, d'après la résistance de la plaque, sa saillie au-dessus du niveau de la peau saine, l'existence ou l'absence de bulles.

Ne pas craindre la vésication de la peau; la provoquer hardiment, en prolongeant la pulvérisation, si la plaque est encore peu étendue.

Arroser simplement le centre de la plaque; pulvériser toujours plus longuement et plus largement sur la périphérie, et en particulier sur le bourrelet saillant.

Pulvériser systématiquement tout le pourtour de la plaque, en empiétant d'un centimètre ou deux sur la peau saine; à ce niveau, il faut tracer comme une ligne vésicante pour arrêter l'extension de l'érysipèle.

Arroser seulement les paupières supérieures tuméfiées, mais pulvériser plus largement dans l'espace intersourcilier, et sur le rebord orbitaire supérieur et externe, pour barrer le passage vers le cuir chevelu.

Recouvrir ensuite le visage de compresses trempées dans l'eau boriquée et maintenues humides par un renouvellement fréquent.

Une ou deux pulvérisations énergiques suffisent, quand elles sont bien faites. Les autres doivent être plus courtes. On doit, en tout cas, se contenter d'arroser les parties déjà pulvérisées et insister seulement sur les points de la périphérie où l'érysipèle paraît vouloir franchir la limite tracée.

Sur la nuque, sur le dos, sur le tronc et les membres les pulvérisations doivent être beaucoup plus longues que sur la face.

Avertir le malade, avant de commencer le traitement, que les pulvérisations vont produire une cuisson assez douloureuse, mais pas plus douloureuse que la tension des tissus par l'infiltration érysipélateuse; que le visage se gonflera; qu'il se formera des cloques et des croûtes, toutes conséquences d'ailleurs que l'éry-

sipèle peut déterminer et détermine souvent par lui-
même.

Ne pas chercher à détacher les croûtes avec les
doigts, les laisser se détacher et tomber d'elles-mêmes
sous les applications des compresses boriquées.

En suivant ces règles, on ne fera pas sans doute
avorter tous les érysipèles du jour au lendemain,
mais, même en cas d'insuccès, on n'en rendra pas
moins service au malade, en restreignant l'extension,
en atténuant la violence et en diminuant la durée de
la maladie.

Brocq.

I. TRAITEMENT INTERNE. — Administrer l'ichtyol
à l'intérieur, en potion ou en pilules.

II. TRAITEMENT EXTERNE. — Appliquer à l'exté-
rieur une pommade à l'ichtyol avec la vaseline comme
excipient.

Se servir d'un irrigateur Eguisier d'un litre, rempli
d'eau boriquée saturée tiède.

Appliquer aussi sur les régions envahies une pommade avec :

```
Acide phénique.....................  3 gr.
Glycérine..........................  10 —
Jaunes d'œuf.......................  Nº 2
```

Burlureaux.

Érysipèle de la face. — Faire quatre fois par jour
de grands lavages à l'aide de l'eau boriquée chaude,
au niveau même de la porte d'entrée de l'infection,
telle que la gorge et le nez.

Grâce à cette méthode, la maladie est moins longue,
les phénomènes graves sont atténués.

Dans les cas d'hyperthermie ou de délire intense,

employer les bains généraux froids ou progressivement refroidis.

Alex. Renault.

Il faut être sobre dans l'application du sublimé, qui détermine une dermite violente ; on ne doit employer ce médicament qu'avec prudence et en surveillant bien le malade.

Juhel-Renoy.

TRAITEMENT PAR L'ICHTYOL. — Aux antiseptiques tels que la solution de sublimé à 5 pour 100 et l'acide phénique en solution forte, à la compression simple appliquée par E. Vidal et Wölfler, et dont les effets étaient très incertains, substituer l'ichtyol.

Le sulfo-ichtyolate d'ammonium ou ichtyol permet d'arrêter rapidement la maladie, dans une proportion de 60 pour 100 des cas traités.

L'ichtyol, incorporé à la vaseline, au collodion ou à un vernis, à la dose de 10 à 50 pour 100, a été antérieurement préconisé. Modifier cette médication, en remplaçant le collodion ou les vernis qui sont parfois irritants, par la traumaticine ou solution de gutta-percha dans le chloroforme à parties égales.

Pour préparer la *traumaticine*, on fait dissoudre 10 grammes de gutta-percha blanche dans 90 grammes de chloroforme, et pour avoir la traumaticine à l'ichtyol, on incorpore de 10 à 25 pour 100 de ce dernier produit.

Le produit ainsi préparé est appliqué en badigeonnages circulaires et épais sur les parties atteintes d'érysipèle, en ayant soin de dépasser le bourrelet d'extension, de façon à circonscrire la plaque d'érysipèle d'une zone de cette solution sirupeuse, pour mettre une barrière à son invasion.

Appliquer sur la plaque elle-même une pommade, formée de :

Vaseline...................... } àà p. é.
Ichtyol......................

Se servir de cette même pommade pour assurer l'antisepsie des fosses nasales et des narines.

La douleur que provoquent ces applications est très supportable et très passagère.

La traumaticine au sublimé, à l'acide phénique, à la résorcine, donne de moins bons résultats.

Érysipèle de la face. — Les badigeonnages avec un mélange en parties égales d'ichtyol et de traumaticine ont paru circonscrire les érysipèles de la face dans plus de la moitié des cas, bien entendu, d'érysipèles au deuxième ou au troisième jour, et d'érysipèles non atténués spontanément.

Érysipèle typhoïde. — L'érysipèle typhoïde mérite la médication des typhoïdes, comme d'ailleurs toutes les pyrexies qui revêtent ce masque.

I. TRAITEMENT. — S'abstenir de médicament.

Donner des bains froids à 18°, d'un quart d'heure, avec affusions froides sur la nuque et massage sous l'eau, répétés suivant l'état général et l'état de la sécrétion urinaire, toutes les deux heures, puis toutes les quatre ou six heures, et cela pendant quelques jours.

II. PROPHYLAXIE. — Laver les muqueuses nasales et buccales du malade à l'aide d'abondantes irrigation boriquées tièdes, pour éviter les infections secondaires.

III. RÉGIME. — Il faut nourrir le malade avec du lait, des bouillons légers, un peu d'alcool.

Galliard.

I. Traitement général. — Prescrire le sulfate de quinine, le salicylate de soude et surtout l'alcool à hautes doses.

Donner des bains froids, dans les cas graves avec hyperthermie.

Quand la céphalalgie est violente, des sacs de glace, appliqués d'une façon continue sur la tête, soulagent beaucoup les malades.

II. Traitement local. — Faire des applications de vaseline.

Legendre.

Érysipèle de la face. — Le traitement par les pulvérisations de sublimé peut laisser sur la face une pigmentation bronzée tenace et désagréable.

Érysipèle du cuir chevelu. — Dans l'érysipèle du cuir chevelu avec excitation cérébrale, conseiller les bains généraux.

Érysipèle typhoïde. — I. Traitement par les antithermiques médicaux. — Les antithermiques médicaux (quinine, antipyrine, acide salicylique) ne donnent que des résultats insignifiants ou peu durables, même avec le sulfate de cinchonamine.

II. Traitement par l'acide lactique. — Les injections sous-cutanées et intradermiques d'acide lactique, comme antiseptique local, ont donné des résultats assez favorables pour encourager de nouvelles tentatives.

III. Traitement par les bains froids. — L'emploi des bains froids de 18° à 20° et d'une durée d'un quart d'heure, conseillé jusqu'ici dans les formes hyperthermiques ou ataxo-adynamiques de l'érysipèle, mérite d'être appliqué dans tous les cas graves, quel que soit le facteur de gravité : délire simple ou delirium tremens, congestion pulmonaire, broncho-pneumonie, complications cardiaques, complications rénales même.

Toutes les fois que la température se maintient sans rémission au-dessus de 39°, que la langue se sèche, qu'il y a de l'insomnie, de l'agitation, du délire, les bains froids doivent être prescrits ; ils doivent l'être d'une façon précoce chez les alcooliques.

Le maximum des bains donnés en vingt-quatre heures est de six, et de vingt-six dans le cours de la maladie.

Les abaissements thermiques obtenus par chaque bain varient de 2/10 de degré, dans les cas d'hyperthermie les plus sévères, à 3°,5 ; en moyenne, ils sont de 1 degré.

Grâce aux bains froids, qui ramènent la polyurie, des malades excrétant 4 et 6 grammes d'albumine par litre, avec oligurie et symptômes d'urémie, guérissent.

Les résultats de la réfrigération dans le traitement de l'érysipèle typhoïde sont comparables sinon analogues à ceux observés dans la fièvre typhoïde. Le bain froid calme le délire, dissipe la stupeur et provoque la diurèse, sans que celle-ci cependant ait paru atteindre les proportions si remarquables qu'on observe dans la fièvre typhoïde.

Érysipèle chez les enfants. — Les onctions avec l'onguent napolitain, en ayant soin de dépasser les bords rouges, paraissent arrêter l'érysipèle chez les enfants.

Les enveloppements avec une solution de salicylate de soude à 20 pour 100 ont également bien réussi.

FIÈVRE.

Albert Robin.

Nombre de médicaments dits *antipyrétiques* ne diminuent pas les oxydations intra-organiques, et, s'ils agissent sur la température, c'est en entraînant hors de l'organisme des extractifs peu solubles et toxiques.

Loin de chercher à entraver les oxydations dans les fièvres, la thérapeutique doit tendre à les activer par tous les moyens possibles, parce que les oxydations subissent dans les fièvres une remarquable diminution, et que l'élévation de la température et la gravité des symptômes dépendent, pour une forte part, de la présence dans le sang et les tissus d'extractifs incomplètement oxydés qu'il faut brûler, pour hâter leur élimination.

Pour combattre la gravité des symptômes typhiques, modérer les processus de désintégration, puis solubiliser les résidus qui sont d'ordinaire peu solubles. Il faut obtenir la solution par combinaison. Les déchets, rendus plus solubles, sont éliminés en plus grande quantité par les urines, mais sans que cette proportion plus grande corresponde à une augmentation parallèle de la destruction organique : il ne s'agit que d'un départ plus rapide. Cette méthode amène l'abaissement de la température, non pas en diminuant les oxydations, mais en favorisant l'élimination de principes toxiques et pyrétiques encombrant le sang et les tissus.

Parmi les médicaments capables de procurer un semblable résultat, on doit préférer l'acide benzoïque et les benzoates de soude, l'acide salicylique et le salicylate de soude. Ces acides, benzoïque et salicylique, au lieu de s'oxygéner dans l'économie, s'y combinent avec des éléments azotés dont le glycocolle peut être considéré comme le type, et se convertissent en acides azotés plus solubles que l'extractif qui entre dans leur composition; ils s'éliminent à l'état de composé quaternaire, acides hippurique et salicylurique.

V. Audhoui.

Fièvre éphémère. — I. TRAITEMENT. — Prescrire :

Eau distillée..................	åå	60 gr.
— de fleurs d'oranger......		
— distillée de laurier-cerise.....	10 —	
Sirop d'œillets rouges...........	20 —	

Mêler. — Donner une cuillerée de cette potion, d'heure en heure, en ayant soin de ne point interrompre le sommeil.

II. RÉGIME. — Prescrire la diète. Comme boissons, donner les tisanes de bourrache, de pariétaire, d'oranger, d'orge, la limonade citrique ou l'orangeade, les sirops de fruits mêlés d'eau de Seltz.

Comme aliments, donner du bouillon, du lait coupé d'eau alcaline.

Edg. Hirtz.

Fièvre continue. — Prescrire le salol, associé au salicylate de bismuth, à la dose de 4 grammes par jour.

FIÈVRES ÉRUPTIVES.

Grancher.

L'isolement a ses dangers, quand il est mal compris;

si, en effet, on accumule les enfants atteints d'une même maladie, en grand nombre dans une même salle, on multiplie les causes de contagion, on favorise le développement des infections secondaires et loin de diminuer la mortalité, on l'augmente.

Enfin tout service d'isolement doit être doublé et précédé d'un service d'observation, d'un lazaret, sorte de filtre destiné à retenir les cas douteux, dont l'évolution n'est pas assez avancée pour permettre un diagnostic précis et légitimer l'admission soit dans le pavillon d'isolement, soit dans les services généraux; en l'absence de ce service, la contagion par les malades admis à la période d'invasion d'une rougeole ou d'une variole est inévitable, et dans ces conditions, l'on a vu le nombre des cas de contagion intérieure, augmenter malgré la création de services d'isolement.

Enfin l'isolement des douteux et des suspects peut se faire dans les salles communes, en pratiquant une sévère antisepsie médicale, combinée à l'isolement sur place.

Cette méthode consiste à isoler dans la salle même le malade suspect ou douteux qui entre dans une salle commune, jusqu'à ce que le diagnostic devienne certain, ou jusqu'à la fin de la période d'incubation de la maladie que l'on redoute. On pratique cet isolement au moyen d'un matériel spécial et de pratiques auxquelles est astreint tout le personnel médical ou hospitalier.

Les lits de ces malades sont entourés d'un grillage qui empêche d'en approcher en dehors de toute nécessité; tous les objets qui servent à ces malades ne servent qu'à eux et sont stérilisés tous les jours, ainsi que leurs excréta.

Toute personne qui touche les malades, est tenue de revêtir une blouse spéciale qui est posée sur le lit, et ensuite, de nettoyer avec des liquides antisepliques, toutes les parties, mains ou visage, qui ont été en contact avec le malade.

Une infirmière spéciale est chargée de soigner ces malades, et prend, en passant d'un lit à un autre, toutes les précautions indiquées.

Ces dispositions réduisent au minimum le contact avec les malades.

Enfin la construction des lits permet de les stériliser complètement dans l'étuve à vapeur.

Cette organisation donne les résultats les plus remarquables, même pour la rougeole, si difficile à combattre.

Dieulafoy.

Le bain froid produit un abaissement de température ; il aide au développement de l'éruption, en provoquant secondairement une congestion cutanée ; on constate presque toujours en même temps une légère transpiration et de la polyurie ; ces symptômes sont des plus favorables,

Sevestre.

I. TRAITEMENT. — On peut remplacer le bain froid par le bain tiède à 30-32°, mais les effets en sont moins rapides que ceux du bain froid, quoiqu'ils soient identiques.

II. PROPHYLAXIE. — La rareté de la contagion par l'air permet de faire l'isolement dans l'hôpital même, à une faible distance des salles communes, ou dans une chambre d'un appartement sans aucun danger pour les enfants voisins.

Il faut à chaque maladie un pavillon spécial, ayant un personnel spécial, sans communication avec les autres services ; mais il est nécessaire de le distritribuer en petites chambres de six à huit lits, afin de limiter l'extension des infections secondaires contagieuses (diphtéries, broncho-pneumonies); il faut, en outre, dans chaque pavillon, un système de chambres distinctes, de un à trois lits pour les cas compliqués; autrement on condenserait les facteurs de gravité de la maladie.

Il n'est pas moins nécessaire d'isoler les suspects, c'est-à-dire les sujets qui, ayant eu un contact avec un infectieux, sont à surveiller pendant toute la durée de l'incubation; on peut réaliser assez facilement cet isolement par des services à petites salles, ou par la création d'un lazaret.

H. Rendu.

Fièvres éruptives avec hyperthermie. — Le meilleur traitement est l'eau froide. Cinq à six bains dans les vingt-quatre heures.

La température tombe ordinairement au bout de quarante-huit heures.

FIÈVRE GANGLIONNAIRE.

J. Comby.

Le nom de *fièvre ganglionnaire* a été donné par Pfeiffer à une affection fébrile du jeune âge, caractérisée par une fièvre intense à début subit, par de la raideur du cou, de la dysphagie, une tuméfaction des ganglions de la nuque et de ceux situés en arrière du sterno-cléido-mastoïdien. La fièvre peut durer huit à dix jours; en général, elle tombe au bout de un à deux jours, et la tumeur ganglionnaire persiste; puis elle finit par se résoudre. Rarement, elle se termine par suppuration. Les enfants présentent pendant quelque temps de la pâleur et de l'amaigrissement.

I. TRAITEMENT GÉNÉRAL. — Contre cette maladie, évidemment infectieuse et dont le germe pénètre par les amygdales, employer pour combattre la fièvre, des suppositoires à la quinine, ainsi composés :

> Chlorhydrate de quinine . . . . 0 gr. 25
> Beurre de cacao . . . . 25 —

Pour un suppositoire.

Introduire, matin et soir, un suppositoire semblable.

II. TRAITEMENT LOCAL. — Faire en outre des badigeonnages de teinture d'iode, au siège de l'engorgement ganglionnaire, ou encore des applications de la pommade suivante :

> Iodure de potassium. . . . . 2 parties
> Vaseline. . . . . 30 —
> Iodure de plomb . . . . 2 —

M. s. a. pour faire un onguent.

Dans les cas où l'engorgement ganglionnaire se termine par suppuration, il faut, cela va sans dire, inciser.

FIÈVRES INTERMITTENTES (1).

Germain Sée.

Prescrire la potion suivante :

> Salicylate de quinine. . . 0 gr. 40 à 0 gr. 50
> Sirop d'écorces d'oranges amères. 30 —
> Rhum . . . . 30 —
> Julep gommeux. . . . . 150 —

(1) Voyez *Paludisme*, p. 156.

F. s. a. — Donner cette potion comme le sulfate de quinine.

Potain.

Administrer le sulfate de quinine de façon à ce que le maximum d'absorption ait lieu au moment où l'accès doit débuter. Une période de huit heures est nécessaire pour l'absorption Si la dose est forte, donner la moitié huit heures avant l'accès, la deuxième moitié quatre heures avant.

Jaccoud.

Dans l'infection paludéenne, employer de fortes doses de quinine (2 gr.) et les dépasser quelquefois.

I. PENDANT LES ACCÈS. — Tant que le malade a ses accès, il faut que la totalité de la dose soit donnée avant le début, et coup sur coup, à une demi-heure d'intervalle, divisée en trois ou quatre fractions.

L'insuccès momentané de la quinine tient parfois aussi à une autre cause : tout en l'administrant en temps voulu, on peut en fractionner la dose suivant un mode défectueux; or, la rapidité de son élimination est telle que la première fraction de la dose peut être déjà sortie de l'organisme quand la seconde y arrive; il est donc nécessaire de faire prendre la quinine dans le plus court espace de temps possible, il faut rapprocher les fractions de la dose; si une dose d'un gramme, par exemple, est jugée nécessaire, elle doit être prise intégralement en trois quarts d'heure, en trois ou quatre prises.

En résumé, on n'obtiendra tous les effets de la quinine que si on prend pour point de départ ces deux faits : rapidité d'élimination du médicament; intervalle de temps constant, mais variable d'un type à l'autre entre le début apparent de l'accès et son début réel.

A quel moment faut-il administrer la quinine?

Fièvre quotidienne. — Il est nécessaire que cette administration soit achevée huit heures avant l'accès, c'est-à-dire qu'elle ait lieu presque immédiatement après l'accès précédent.

Fièvre tierce. — Il faut qu'elle soit terminée douze heures avant l'accès.

Fièvre quarte. — Elle devra être finie quinze à dix-huit heures avant que celui-ci éclate.

II. APRÈS LES ACCÈS. — Plus tard, après la disparition des accès, donner une dose moyenne de sulfate de quinine de 0 gr. 75, prolongée pendant plusieurs mois.

On peut ordonner aussi en injections :

    Bibromhydrate de quinine.......... 1 gr.
    Eau distillée..................... 5 —

Trois ou quatre injections, dans les cas graves.

Dujardin-Beaumetz.

Prescrire les potions suivantes :

    N° 1. Sulfate de quinine......... 0 gr. 50
          Acide tannique........... 0 — 60
          Sirop de menthe......... 30 —
          Eau distillée........... 60 —

    N° 2. Sulfate de quinine .... 0 gr. 75
          Acide tannique.......... 0 — 10
            — sulfurique......... II gouttes
          Sirop de coings......... 40 gr.
          Eau distillée........... 100 —

    N° 3. Sulfate de quinine .... 1 gr.
          Acide sulfurique......... Q. S.
          Sirop de sucre....... ⎱ àà 20 gr.
            — diacode........ ⎰
          Eau................. 100 —

Administrer les pilules suivantes :

Nº 1. Sulfate de quinine	0 gr. 10
Acide citrique pulvérisé...	0 — 20
Miel.........................	0 — 05
Amidon	Q. S.

Pour une pilule.

Nº 2. Sulfate de quinine..........	1 gr.
Acide tartrique...........	0 — 20
Conserve de cynorrhodon..	0 — 10

Pour dix pilules.

Nº 3. Sulfate de quinine	0 gr. 60
Extrait d'absinthe.........	Q. S.

Pour six pilules.

Nº 4. Sulfate de quinine	0 gr. 10
Miel.....................	Q. S.

Pour une pilule.
Donner un lavement ainsi composé :

Sulfate de quinine.............	0 gr. 60
Eau de Rabel	V gouttes
Laudanum de Sydenham........	X —
Eau tiède.....................	150 gr.

Appliquer des suppositoires :

Nº 1. Sulfate de quinine	0 gr. 50
Miel......................	6 —

Nº 2. Sulfate de quinine	0 gr. 50
Beurre de cacao...........	6 gr.

Prescrire des pommades :

Nº 1. Sulfate de quinine..........	4 gr.
Alcool....................	Q. S.

                Acide sulfurique............ Q. S.
                Axonge.................... 16 gr.

    Nº 2. Sulfate de quinine........... 2 gr.
          Acide sulfurique............ 1 goutte
          Axonge..................... 20 gr.

Jules Simon.

Fièvres intermittentes chez les enfants. — Prescrire :

    Nº 1. Sulfate de quinine. 0 gr. 30 à   0 gr. 40
          Sirop tartrique............. Q. S.
            —   de codéine.........5 à   10 gr.
          Acide sulfurique.............. 1 goutte
          Eau....................... 100 gr.

    Nº 2. Arséniate de soude ....   0 gr. 15
          Eau distillée............... 250 —
            — de mélisse............ Q. S.

Chaque cuillerée à café contient 1 milligramme de principe actif.

Voici les doses du sulfate de quinine, suivant les âges :

    Avant 1 an............ 0 gr. 05 à 0 gr. 15
    De 1 à 3 ans.......... 0 — 10 à 0 — 20
    De 2 à 3   —.......... 0 — 15 à 0 — 25
    De 3 à 4   —.......... 0 — 20 à 0 — 30
    De 4 à 7   —.......... 0 — 25 à 0 — 40
    De 7 ans à l'âge adulte . 0 — 60 à 1 —

Legroux.

Fièvres intermittentes chez les enfants. — Aussitôt après l'accès, faire des injections sous-cutanées de quinine. Employer la formule suivante :

    Chlorhydrate acide de quinine...... 2 gr.
    Eau distillée et bouillie........... 8 —

Le contenu d'une seringue de Pravaz représente 25 centigrammes de sel quinique.

Dose : deux à trois seringuées par jour.

On doit pratiquer ces injections, selon les règles d'une antisepsie sévère, avec une canule en platine évidée et préalablement flambée et avec des solutions antiseptiques. Ce sont des conditions de succès.

On évite ainsi les vomissements et les troubles gastro-intestinaux.

Henri Huchard.

Fièvre quotidienne. — Administrer la quinine huit heures avant le frisson, c'est-à-dire presque immédiatement après l'accès qui vient de finir.

Fièvre tierce. — Administrer la quinine douze heures avant le frisson.

Fièvre quarte. — Administrer la quinine dix-huit heures avant le frisson.

Employer l'une des préparations suivantes :

```
N° 1. Sulfate de quinine.. 0 gr. 60  à   0 gr. 80
        Eau distillée, additionnée de
          café noir non sucré. .....   125  —
```

A prendre par cuillerées à soupe.

```
N° 2. Sulfate de quinine ........    0 gr. 75
        Acide tannique ............    0 — 10
          — sulfurique ...........    XI gouttes
        Sirop de coings ...........   40 gr.
        Eau distillée .............   100  —
```

A prendre par cuillerées à soupe.

```
N° 3. Sulfate de quinine ........    0 gr. 10
        Miel .....................    Q. S.
```

Pour une pilule. Prendre de cinq à huit pilules.

Donner un lavement :

Sulfate de quinine	0 gr. 60
Eau de Rabel.	V gouttes
Laudanum de Sydenham.	X —
Eau tiède.	150 —

Appliquer un suppositoire :

Sulfate de quinine.	0 gr. 50
Beurre de cacao.	6 —

Pratiquer une injection hypodermique :

Sulforinate de quinine	1 gr.
Eau distillée	4 —

FIÈVRE JAUNE.

Dieulafoy.

I. Prophylaxie. — Établir des quarantaines sévères pour tout navire venant d'un foyer suspect. Les bâtiments contaminés doivent être désinfectés. Conseiller de s'éloigner le plus possible du littoral et de gagner les hauteurs, car la fièvre jaune a peu de tendance à s'étendre dans les terres et à s'élever.

Éviter en outre de sortir le soir, après le coucher du soleil, car la nuit paraît plus favorable à la propagation de l'infection.

II. Traitement. — Conseiller les purgatifs doux tels que : huile de ricin mélangée de jus de citron. Combattre l'hyperthermie au moyen de lotions froides aromatiques.

III. Régime. — Donner, comme boissons, du champagne, des boissons acidulées et vineuses, les préparations de quinquina.

FIÈVRE TYPHOÏDE.

Ch. Bouchard.

La thérapeutique comprend cinq indications : 1° *antisepsie générale*; 2° *antisepsie intestinale*; 3° *médication antipyrétique*; 4° *régime*; 5° *accidents.*

I. ANTISEPSIE GÉNÉRALE. — Au début, donner un purgatif salin, qui est renouvelé méthodiquement tous les trois jours (15 gr. de sulfate de magnésie).

L'antisepsie générale est obtenue par les préparations hydrargyriques. Au début de la fièvre seulement, pendant quatre jours consécutifs, faire prendre chaque jour vingt pilules de 2 centigrammes de calomel, une pilule toutes les heures.

On ne doit pas obtenir la salivation.

II. ANTISEPSIE INTESTINALE. — Administrer avant tout le naphtol α, dont le pouvoir antiseptique s'exerce spécialement sur les diastases ou leucomaïnes, produits d'excrétions microbiennes, et dont la toxicité est nulle, même à 6 grammes par jour.

Naphtol α .... ⎱
Salicylate de bismuth. .... ⎰ ãã 5 gr.

Diviser en dix paquets; chaque paquet représente donc 1 gramme de poudre médicamenteuse, composé de 0 gr. 50 de naphtol et 0 gr. 50 de salicylate de bismuth. — Prendre un de ces paquets toutes les heures.

On peut encore prescrire un lavement :

N° 1. Poudre de charbon végétal. .   100   gr.
     Iodoforme..   1   —
     Naphtaline   5   —
     Glycérine.................   200   —
     Peptone.   50   —

N° 2. Lavement phéniqué à 1/1000.

En donner un, matin et soir.

Donner la décoction d'orge ou de viande, 1/2 litre à 2 litres par jour.

Le chlorure de sodium, les phosphates, les acides végétaux (jus de citron) sont utiles.

Donner chaque jour 50 grammes de peptone ou 50 grammes et jusqu'à 200 grammes de glycérine.

Le traitement mixte répond à toutes les indications; il a pour effet : la désinfection des garde-robes, la diminution du ballonnement et l'atténuation notable des douleurs spontanées ou provoquées.

Les typhiques supportent bien cette médication et, grâce à elle, la mortalité, qui était de 25 pour 100, est tombée, pour un chiffre de cinq cents malades, au-dessous de 10 pour 100.

III. MÉDICATION ANTIPYRÉTIQUE. — 1° *Balnéothérapie.* — Diriger la balnéothérapie de façon à ce que le malade puisse prendre du calorique sans choc nerveux, ni spasme des vaisseaux cutanés.

Aussitôt que la température rectale dépasse 40°, commencer les bains généraux froids, qui seront de 2 degrés inférieurs à cette température.

Toutes les dix minutes, abaisser la température du bain d'un dixième de degré par minute, jusqu'à ce qu'elle arrive à 39°, jamais au-dessous.

Le nombre des bains est de huit en vingt-quatre heures, jusqu'à complète guérison, quand les oscillations se font entre 37 et 38°.

Ces bains doivent maintenir le corps à une température de 37 à 37°,5. On reprend les bains dès que la température dépasse 37°,5.

Les bains sont contre-indiqués, lorsqu'il y a hémorragie intestinale ou hépatisation du poumon. On peut les continuer pendant la période menstruelle.

2º *Sulfate de quinine.* — Si les bains n'abaissent pas suffisamment la température, si la température rectale est de 40° le matin et de 41° le soir, employer le sulfate de quinine. La dose au début doit aller jusqu'à 2 grammes en vingt-quatre heures, pendant les deux premiers septénaires ; diminuer peu à peu cette dose (1 gr. 50 pendant le troisième septénaire, et 1 gr. pendant le quatrième et le cinquième), jusqu'à ce qu'on ait obtenu 37° le matin et 38° le soir.

Attendre un intervalle de trois jours (soixante-douze heures) pour renouveler l'emploi de la quinine.

IV. RÉGIME. — Supprimer tout aliment, même le lait.

V. ACCIDENTS. — Combattre le délire excessif ou prolongé par l'opium ; les complications péritonitiques par la glace ou l'onguent napolitain.

Germain Sée.

Prescrire l'antipyrine, à la dose de 1 à 4 grammes par jour chez l'adulte ;

On la délaie dans un peu d'eau ou dans du vin fortement alcoolisé.

Potain.

Perforations intestinales dans la fièvre typhoïde. — Le traitement consiste surtout dans l'emploi de l'opium.

Les ventouses scarifiées calment très rapidement la douleur.

L'intervention chirurgicale paraît avoir peu de chances de succès. La perforation est difficile à trouver, plus difficile à suturer, à cause des lésions du voisinage. La résection de la portion de l'intestin perforée n'est pas moins difficile, les plaques de Peyer étant souvent prises sur une grande étendue.

Jaccoud.

Il y a un traitement invariable, d'application constante, universelle; à côté de celui-là, il y a un traitement variable : donc une *dominante* constante et une *variante* d'opportunité.

I. TRAITEMENT DOMINANT. — Nécessaire, invariable, il comprend :

1º *Régime.* — Donner du *lait*, comme diurétique et nutriment; 1,500 grammes de lait au début, 2 litres dès le quatrième ou cinquième jour. Dose à continuer.

Comme adjuvants, donner un peu de bouillon; 1/4 de litre, par jour, de vin vieux de Bordeaux, pur ou coupé d'eau.

2º *Médication.* — Il faut soustraire la chaleur; faire de l'*antithermie*.

Elle est assurée par les lotions froides au vinaigre aromatique, instituées quatre fois par jour, quand le thermomètre à l'aisselle accuse 39º C.; six fois quand il monte à 39º,5; huit fois quand il atteint 40º ou plus.

Chaque lotion amène un abaissement de la température de 0º,7 à 1º C., durant trente à quatre-vingt-dix minutes.

Les lotions sont faites sur tout le corps avec une éponge trempée dans l'eau froide vinaigrée. Elles doivent être pratiquées lentement, durer de cinq à dix minutes.

Après chaque lotion, le malade est essuyé, enveloppé dans une couverture, mais peu couvert.

Cependant, lorsque l'indication d'abattre la fièvre est impérieuse, il faut préférer les bains froids aux lotions froides,

Contre la *prostration*, la débilité qui constitue la caractéristique des états typhoïdes, le bon sens thérapeutique indique l'emploi des stimulants. Prescrire 40 à 80 grammes de rhum ou de cognac dans une potion cordiale :

Extrait de quinquina ..	1 gr. 50	à 2 gr.
Vin rouge..................		50 —
Vieux cognac	15	à 50 —
Teinture de cannelle..........		4 --
Sirop d'écorces d'oranges amères ..		15 —

Si l'adynamie est menaçante, ajouter 4 à 6 grammes d'acétate d'ammoniaque.

Les congestions intra-thoraciques, l'exacerbation des phénomènes du côté des voies respiratoires réclament l'application, matin et soir, de quarante ventouses sèches aux membres inférieurs.

II. TRAITEMENT VARIABLE. — Il comprend la médication antipyrétique par la quinine, l'acide salicylique, la digitale.

Si les lotions ne réduisent pas la température au bout de deux ou trois jours, employer les agents antipyrétiques, mais seulement quand les rémissions matinales ne dépassent pas le demi-degré, la rémission de bon augure étant de 0°,8 à 1° C. Cette dernière ne réclame pas les antipyrétiques, même quand la température vespérale atteint 40° C. Le critérium établi est donc la détente vespérale d'environ 1°. S'il y a beaucoup moins, recourir aux défervescents antipyrétiques.

1° *Quinine.* — La quinine est préférable à l'acide salicylique; il ne faut jamais pousser l'administration au delà de tros ijours consécutifs. Le premier jour, sept à huit heures avant l'exacerbation fébrile, on donne en quatre prises, de quart d'heure en quart d'heure, 2 grammes de bibromhydrate de quinine, qui équivalent à 1 gramme de sulfate; le deuxième jour, les prises sont au nombre de trois et chacune de 0 gr. 50; le troisième jour, on n'accorde que 1 gramme. Suspendre pendant deux ou trois jours de repos, pour reprendre ensuite, si c'est nécessaire.

2° *Acide salicylique.* — Employer le même procédé pour l'acide salicylique (2 gr., 1 gr. 50, puis 1 gr., le troisième jour), donné sept à huit heures avant que la fièvre ait atteint son acuité extrême. L'acide salicylique est un dépresseur du cœur, un irritant des reins : plus encore que la quinine, il demande à être associé à la strychnine.

L'acide salicylique est contre-indiqué, quand il y a faiblesse du cœur, déterminations rénales, accidents thoraciques intenses.

3° *Digitale.* — La digitale est indiquée, quand il y a un affaiblissement du premier bruit du cœur et insuffisance fonctionnelle de cet organe, ce qui arrive souvent vers la fin du second septénaire. On la donne en infusion à la dose maximum de 0 gr. 60 le premier jour et de 0 gr. 40 le lendemain. Suspendre, pendant deux ou trois jours.

Hayem.

1. TRAITEMENT PAR LES BAINS FROIDS. — La fièvre typhoïde étant une maladie spécifique, c'est un traitement spécifique qu'il faudrait lui opposer. En l'absence de ce spécifique, nous en sommes réduits à combattre le mal empiriquement ou à faire la médecine des indications.

La méthode de Brand est évidemment un traitement empirique, puisqu'on l'emploie systématiquement dans tous les cas, mais ce traitement empirique a l'avantage de répondre aux deux indications principales de la maladie : l'hyperthermie et l'adynamie; c'est pour cela que cette méthode donne de bons résultats.

Le malade est placé dans une baignoire remplie d'eau à une température de 15 à 20° au plus; il est maintenu ou soutenu, de manière à ce que le corps plonge tout entier dans l'eau; en même temps on lui applique sur la tête des compresses froides.

Le bain typique doit avoir une durée d'environ dix minutes. Lorsque les malades sont débiles et pris rapidement de frissons, ou bien lorsqu'ils manifestent une tendance à tomber dans le collapsus, la durée du bain est abrégée; elle ne doit pas dépasser cinq à sept minutes.

En sortant de l'eau, les malades sont essuyés et enveloppés dans un drap sans être frictionnés, puis portés dans leur lit préalablement garni de légères couvertures et contenant une boule d'eau chaude pour les pieds.

Là, ils doivent garder un repos complet; si l'impulsion cardiaque est faible, s'il y a tendance à la syncope, on leur fait boire un verre de vin généreux.

II. Traitement par les bains tièdes, les lotions froides. — Les bains tièdes, les lotions froides, l'enveloppement dans le drap mouillé constituent également d'excellents moyens pour abaisser la température, tonifier le malade.

Unis aux agents thérapeutiques précités, ils constituent une méthode dont les résultats sont au moins aussi satisfaisants que ceux fournis par la méthode systématique et exclusive de Brand.

III. Traitement par l'alcool et le sulfate de quinine. — Mais il n'est nullement démontré que la méthode de traitement par les bains donne des résultats supérieurs aux autres modes de traitement généralement usités.

Parmi ceux-ci, il en est un qui réussit souvent, c'est

celui qui consiste à utiliser, lorsqu'il y a indication à le faire, l'alcool et le sulfate de quinine.

IV. TRAITEMENT PAR L'ACIDE LACTIQUE. — L'acide lactique, donné à hautes doses, non seulement modère la diarrhée, mais encore, dans certaines conditions, abrège la durée de la maladie.

Dans la grande majorité des cas, il est très bien supporté.

Néanmoins, il y a quelques exceptions, notamment à la période d'état, chez les malades adynamisés, qui n'acceptent à boire que difficilement. Lorsqu'il y a intolérance gastrique, il suffit parfois d'allonger la limonade, qui est fortement acide, avec un peu d'eau de Seltz pour qu'elle soit prise volontiers. Parfois, l'intolérance est due à l'existence d'une dilatation stomaca'e, avec séjour prolongé des liquides dans l'estomac, et dans ces conditions on peut voir survenir quelques vomissements, d'ailleurs peu abondants. Il suffit de faire, avec de l'eau bouillie, un ou deux lavages de l'estomac pour obtenir la cessation immédiate de cette intolérance.

L'acide lactique, à la condition qu'il soit donné le plus près possible du début de la maladie, en abrège sensiblement la durée.

1° Chez tous les *malades atteints légèrement*, l'emploi de l'acide lactique, à la dose de 15 grammes pour 1 litre de limonade, suffisamment sucrée, peut constituer, à lui seul, tout le traitement. Celui-ci présente surtout des chances de succès lorsqu'il est possible de commencer l'administration de la limonade lactique avant l'apparition des taches ou au moment de leur apparition. La durée de la maladie est abrégée et la convalescence devient rapide.

On n'éprouve aucune difficulté, chez ces malades, à faire supporter le médicament.

Le plus souvent il amène de la constipation, que l'on doit combattre par des lavements.

Lorsque la fièvre est tombée, on diminue la dose quotidienne et l'on donne 12, puis 10 grammes d'acide lactique, que l'on continue encore à la dose de 5 grammes pendant les premiers jours de l'alimentation.

2° Dans les *cas de moyenne intensité*, lorsque l'on peut prescrire l'acide lactique de bonne heure, on peut encore le plus souvent obtenir une abréviation de la maladie. On donne alors, dès le début, 1 litre de limonade lactique à 15 grammes comme boisson, que l'on fait alterner avec le lait. Lorsque la température vespérale atteint 40° ou plus, la dose d'acide lactique est portée à 20 grammes. En l'absence d'autres indications spéciales, on ne fait pas d'autres prescriptions.

Employer aussi les bains froids, mais ce sont les cas sévères, franchement hyperpyrétiques, qui doivent être traités à la fois, et le plus tôt possible. par l'acide lactique à hautes doses et par les bains froids à 20°.

La limonade lactique est alors donnée d'emblée à la dose de 20 grammes; on peut, par l'addition d'eau de Seltz, la rendre moins acide et plus facile à accepter.

3° En cas de *diarrhée abondante*, de météorisme marqué, on a parfois dépassé la dose de 20 grammes par jour pour arriver à celles de 25 à 30 grammes, mais alors on se heurte assez souvent à des phénomènes d'intolérance.

Il vaut mieux, dans ce cas, ajouter à la limonade lactique à 15 ou 20 grammes, 2 grammes d'acide chlorhydrique, qui en augmentent l'activité.

Le mélange d'acide lactique et d'acide chlorhydrique impressionne d'avantage le bacille typhique que chacun des deux acides employés séparément.

Ce qui montre bien l'innocuité de ce médicament, c'est que les typhiques peuvent arriver à prendre jusqu'à 600 grammes d'acide lactique pendant toute la durée de la maladie sans qu'ils en éprouvent aucun effet fâcheux. Tout au contraire on note une action très favorable sur la nutrition générale et sur les fonctions digestives. L'acide lactique se retrouve dans l'urine, on en constate aussi la présence dans les ma·tières fécales.

L'efficacité du médicament s'explique peut-être par son passage dans l'organisme et aussi et surtout par son contact prolongé avec la muqueuse gastro-intestinale, dans toute son étendue.

Grancher.

Fièvre typhoïde des enfants. — Donner le sulfate de quinine, à la dose de 1 gramme et au-dessous, chaque jour, entre 5 et 6 heures du soir.

Dieulafoy.

TRAITEMENT PAR LES BAINS FROIDS. — Dès que la température du typhique a atteint 38 à 39°, instituer le traitement par les bains froids.

Le malade est porté dans une baignoire remplie d'eau à 23 ou 24°, puis on verse de l'eau froide dans le bain, de manière à abaisser sa température à 22°, exceptionnellement jusqu'à 20°.

Réserver pour certains cas seulement le bain à 20° d'emblée.

Pendant le bain, une compresse d'eau froide est appliquée sur la tête du malade.

La durée du bain est de douze à quinze minutes.

Au sortir du bain, le malade est enveloppé dans une couverture de coton et on lui donne à boire du thé au rhum. Il accuse toujours alors une sensation de bien-être.

La température du malade est reprise, une demi-heure après le bain; on constate un abaissement constant, qui est habituellement de 1 à 2 degrés.

Hémorragie intestinale dans la fièvre typhoïde. — Combattre l'hémorragie au moyen de la potion suivante :

    Eau............................... 120 gr.
    Sirop de ratanhia .... 30 —
    Eau de Rabel......................   3 —

La donner par cuillerées

Formes adynamiques. — Si le cœur faiblit, si les pulsations radiales sont faibles, fréquentes, irrégulières, pratiquer des injections sous-cutanées de caféine, à la dose journalière de deux ou trois seringues de Pravaz, suivant la formule suivante :

    Eau distillée...................... 10 gr.
    Benzoate de caféine ....   2 —
    —   de soude ....   2 —

Formes nerveuses. — Le musc, à la dose de 20 centigrammes à 1 gramme dans une potion, l'éther, le chloral, le bromure de potassium, à la dose journalière de 2 à 5 grammes, peuvent rendre des services.

Debove.

Traiter les symptômes.

Veiller surtout à ce que le malade boive en abondance, de 6 à 7 litres de liquide par jour, afin d'opérer un véritable lavage de l'organisme et de charrier au dehors les produits toxiques : il ne suffit pas de le *laisser* boire, il faut le *faire boire*; stimuler le zèle des surveillants pour augmenter cette absorption.

La fièvre typhoï... est un poison qu'il faut éliminer, et la diurèse est un ... moyen d'y parvenir. Peut-être même, si les bains froids ont quelque effet heureux, le doivent-ils simplement à la diurèse qu'ils provoquent.

Landouzy.

TRAITEMENT PAR LES BAINS FROIDS. — A défaut du traitement de la fièvre typhoïde, on peut employer, comme traitement rationnel des typhoïdiques, la médication par le bain froid, véritable médication de choix, médication capitale, synthétique, capable à elle seule de satisfaire à toute une série d'indications sans avoir guère à emprunter à la matière médicale.

Ne donne-t-elle pas, en effet, l'antithermie mieux que le sulfate de quinine, l'antipyrine? Ne donne-t-elle pas le réconfort au malade, mieux que les médicaments nervins (valériane, quinquina, alcools)? Ne fait-elle pas aussi bien sur la circulation que la digitale, la caféine? Ne fait-elle pas mieux uriner que tous les diurétiques? Bien plus, le bain froid n'ajoute-t-il pas à tous ces avantages, déjà si grands, celui d'être une médication externe, c'est-à-dire de ne jeter dans l'économie aucun agent de la matière médicale, dont les effets pharmacodynamiques sont toujours près d'être toxiques?

C'est pour toutes ces raisons que la médication de choix à opposer aux fièvres typhoïdes est la méthode de Brand, consistant :

1° A baigner toutes les fièvres typhoïdes;

2° A les baigner dès les premiers symptômes de la maladie;

3° A les baigner jusqu'à la fin de la période fébrile;

4° A les baigner systématiquement, quand la température centrale est à 39°;

5° A les baigner délibérément, alors même que la fièvre continue est à 38°,5 ; se souvenant que le bain froid n'est pas seulement destiné à abaisser exclusivement la température, l'hyperthermie n'étant pas le seul symptôme qui doive inspirer le pronostic et le traitement.

Par la méthode de Brand, on arrive à réduire la mortalité par fièvre typhoïde au quart de ce qu'elle était : on diminue la morbidité ; on enferme la maladie dans les trois septenaires classiques ; on abaisse la durée du séjour à l'hôpital ; on affaiblit l'infection, et dans ses déterminations organiques et dans ses expressions symptomatiques, ce qui atténue d'autant le pronostic *quoad vitam* et *quoad futurum*, ce qui diminue d'autant le nombre des maladies locales (angiocardiopathies, néphrites, scléroses nerveuses, otites, névrites), qui ont leur cause et leur origine dans une fièvre typhoïde ancienne.

Donc, le dothiénentérique :

1o Sera, toutes les trois heures (dans certains cas, toutes les deux heures), mis dans la baignoire à 22o pendant dix minutes ;

2o Sera constamment surveillé, au point de vue d'une antisepsie rigoureuse des cavités et orifices (antisepsie minutieuse de la bouche, du pharynx et des fosses nasales) ;

3o Aura, deux fois par jour, un lavement de 500 grammes d'eau bouillie, froide, dans laquelle on mettra 2 grammes de borate de soude (ce lavement n'est point seulement évacuant, il est antiseptique, antithermique et diurétique) :

4o Prendra souvent, abondamment, et exclusivement du lait, de l'eau, de l'eau vineuse, à la température de la chambre, 3 litres par jour au moins. C'est que, de la quantité de liquides introduits dans l'économie, dépend naturellement la diurèse ; c'est que de la quantité de liquides bus dépend la sécrétion sélective rénale ; c'est que de la quantité de liquides absorbés dépendent les mutations organiques ; c'est qu'on peut dire des toxines : *Non exeunt nisi soluta*, comme la vieille médecine disait des agents médicamenteux : *Non agunt nisi soluta* ;

5° Sera constamment surveillé, au point de vue de la tension vasculaire, par le double examen du pouls et de la sécrétion urinaire. La courbe urinaire sera tenue à jour, parallèlement à celle de la température ; les renseignements puisés dans l'étude du pouls et de la sécrétion urinaire (quantitative et qualitative) étant plus précieux que ceux fournis par le thermomètre, ce qui, entre parenthèses, donne absolument tort à certains médecins d'aujourd'hui, qui, négligeant l'étude du pouls, donnent une importance inconsidérée à celle de la température ;

6° Sera — tant pour le pronostic que pour le traitement — constamment étudié au point de vue de son myocarde, dont la qualité sera connue autant par les caractères du pouls que par l'examen du cœur. Voilà pourquoi le pouls est si important à consulter ; si important même qu'on pourrait dire que, si l'on était dans la nécessité de choisir entre le pouls et la température, il vaudrait mieux sacrifier la seconde au premier. Liebermeister a dit, avec raison, que la clef de la fièvre typhoïde était dans le pouls ; c'est que le pouls ne donne pas seulement la notion de la lésion cérébro-spinale, de l'intoxication du malade ; il ne donne pas seulement la notion du plus ou moins d'éréthisme cardiaque, il donne la notion d'une résultante, la tension artérielle, d'où dépend la pression rénale, d'où dépend l'excrétion excrémentitielle, qui détient l'élimination des principaux toxiques ; on peut en déduire la gravité des formes typhoïdes rénales ou cardiaques ; ainsi que la gravité de toute fièvre typhoïde chez un rénal ;

7° Sera surveillé au point de vue de la quantité

d'urines rendues dans les vingt-quatre heures ; puisque de la secrétion urinaire dépend la purgation de l'intoxication typhoïdique, laquelle, en définitive, peut se préjuger par la courbe urinaire.

En résumé, jugée par l'empirisme, adoptée par la clinique scientifique, mise en première place par la statistique, la méthode de Brand, s'impose comme la médication de choix de la fièvre typhoïde, comme la meilleure méthode de traitement de tous les typhoïdiques.

Baigner frais, souvent, systématiquement, les typhoïdiques.

Faire boire souvent, très abondamment, systématiquement les typhoïdiques.

Voilà, formulé en termes aussi simples qu'impératifs, le traitement des typhoïdiques ; c'est leur fournir le moyen le meilleur, le plus sûr, le plus rapide de sortir, aux moindres frais, sains et saufs de leur maladie, qui attend encore son traitement.

Millard.

Fièvre typhoïde chez les enfants. — I. TRAITEMENT. — Potion avec 2 grammes d'extrait de quinquina.

Bains de quinze minutes, avec affusions froides simultanées. Lotions vinaigrées.

II. RÉGIME. — Gomme ; sirop de groseille ; eau de Sedlitz, deux verres ; bouillon ; vin de Bordeaux.

Dujardin-Beaumetz.

I. MÉDICATION ANTISEPTIQUE. — Prescrire :

Salicylate de bismuth .... ⎫
Salol .... ⎬ àà 10 gr.
Magnésie anglaise .... , ⎭

En trente cachets; deux à trois par jour.

Lavements au charbon, lavements antiseptiques.

L'eau sulfo-carbonée, formée par la dissolution par agitation du sulfure de carbone dans l'eau, est le meilleur désinfectant à employer dans la fièvre typhoïde. On prescrira la solution suivante :

Sulfure de carbone .... 25 gr.
Eau .... 500 —
Essence de menthe .... XXX gouttes

A placer dans un flacon d'une contenance de 700 grammes. Agiter et laisser déposer.

Donner huit, dix, douze cuillerées à bouche de cette eau par jour, en versant chaque cuillerée dans un demi-verre d'eau rougie ou de lait. Recommander au malade de remplacer l'eau dans la bouteille à mesure qu'il en prend.

II. MÉDICATION ANTITHERMIQUE. — 1° Si le malade a une température de 39 à 40° :

Lotions fraîches sur tout le corps, deux ou trois fois par jour.

2° S'il a une température de 40 à 41° :

Bains tièdes ou progressivement refroidis à 30° (un ou deux par jour) de trente minutes.

Boissons stimulantes dans le bain.

3° Si l'ataxo-adynamie est très intense :

Enveloppement dans un drap mouillé (trente secondes au maximum).

Lavements froids.

Jules Simon.

Fièvre typhoïde chez les enfants. — I. TRAITEMENT HYGIÉNIQUE. — En première ligne, se place l'hygiène du typhique.

Dès que le diagnostic est fait, il faut, autant que

6.

possible, coucher alternativement l'enfant, le jour et
la nuit dans un lit différent, et, si possible, dans une
chambre différente.

Recommander la demi-obscurité et le silence.

Il faut en outre de fréquents changements de linge.

1° *Boissons.* — Comme boisson, de la limonade ou
de l'orangeade.

A une période avancée de la maladie, prescrire
l'eau rougie et une potion avec du rhum, de l'eau-
de-vie ou du malaga.

2° *Aliments.* — Comme alimentation, pendant toute
la période fébrile, exclusivement du bouillon. Le lait
ne doit pas être employé à tout propos dans la fièvre
typhoïde de l'enfant; excepté dans quelques cas, il est
mal digéré, son administration s'accompagne d'une
légère exacerbation de la fièvre; aussi faut-il le réserver pour la convalescence.

II. TRAITEMENT ANTITHERMIQUE. — En même
temps, prescrire des lotions, faites, matin et soir, sur
tout le corps, avec de l'eau à 30°, aromatisée (thy-
mol, eau de Cologne ou eau vinaigrée), mais, pour peu
que la température s'élève et atteigne 40°, répéter
les lotions plus fréquemment. Ces lotions doivent
être faites rapidement, à l'aide d'une éponge, d'abord
sur la partie antérieure du corps, ensuite sur la partie postérieure; aussitôt après la lotion, envelopper
l'enfant dans une couverture, afin d'obtenir une réaction légère.

Employer ce traitement des lotions, rendues plus
fréquentes à mesure que la température s'élève, toutes
les fois que l'hyperthermie ne s'accompagne pas d'un
phénomène d'intoxication profonde, quand le système
nerveux n'est pas gravement atteint.

Si chez un enfant, on observe, en même temps
qu'une température élevée, des phénomènes ataxo-
adynamiques, il faut prescrire des bains généraux,

d'abord à 35° et d'une durée d'un quart d'heure, puis progressivement, abaisser la température des bains à 25°.

Les bains sont renouvelés, en principe, toutes les trois heures, mais cette règle n'a rien d'absolu, et d'une manière générale on se laisse guider par la marche de la température, et on renouvelle plus ou moins souvent le bain, suivant que l'hyperthermie se reproduit plus ou moins vite.

Cette pratique donne, en général, de bons résultats.

S'abstenir de bains quand l'hyperthermie sera le seul symptôme grave ; l'élévation de la température, quand elle existe seule, a peu d'importance chez l'enfant.

A cette thérapeutique, ajouter l'usage d'un lavement, matin et soir ; si les selles sont fétides, prescrire un lavement avec l'eau boriquée ou légèrement aromatisée, ou encore le lavement suivant :

Borax. . . . .   2 gr.
Laudanum . . . .   II gouttes

Donner en outre, deux fois par semaine, un verre de limonade purgative.

III. TRAITEMENT MÉDICAMENTEUX. — Si le petit malade est agité, prescrire la potion suivante à prendre, par cuillerées à dessert régulièrement espacées, dans les vingt-quatre heures :

Hydrate de chloral. . . . .   50 centigr.
Teinture de musc. . . . .   XX gouttes
Eau de tilleul . . . .   80 gr.
Sirop de fleurs d'oranger. . . .   20 —

Préférer le chloral au bromure, parce que ce dernier sel trouble plus les fonctions digestives.

Si l'enfant se plaint de céphalée, faire prendre une petite dose de sirop de codéine ; mais, c'est là la seule préparation opiacée à employer dans la fièvre typhoïde de l'enfant.

L'extrait de quinquina, qu'on prescrit si souvent dans la fièvre typhoïde de l'adulte, ne doit pas être administré, chez l'enfant. Souvent, en effet, l'extrait de quinquina trouble, chez lui, les fonctions digestives et provoque une diminution de l'appétit pour les aliments que l'on peut prescrire.

A partir du quinzième jour, prescrire le perchlorure de fer de la manière suivante; d'abord I goutte toutes les deux heures, puis II gouttes au bout de deux ou trois jours. Ces gouttes doivent être administrées dans un peu d'eau, sucrée ou non, après les premières gorgées de bouillon, puis, quand elles ont été prises, le malade achève la tasse de bouillon. Le perchlorure de fer est un médicament d'une grande valeur dans la fièvre typhoïde de l'enfant. Non seulement il agit comme tonique, mais encore il semble faciliter la digestion des aliments et, à ce titre, il doit être continué pendant la convalescence.

Dès le début, prescrire le sulfate de quinine, dans tous les cas de fièvre typhoïde de l'enfant ; en continuer l'usage pendant le cours de la maladie et ne le supprimer qu'après la défervescence définitive. Les doses varieront avec l'âge des malades et les phénomènes physiologiques provoqués par le médicament.

IV. Traitement antiseptique. — L'antisepsie intestinale doit être instituée dès le début de la maladie.

Mais avant de l'instituer, c'est-à-dire avant d'appliquer sur toute la surface de la muqueuse intestinale, un pansement modificateur et antiseptique, il convient de nettoyer cette muqueuse. Il faut donc administrer au typhique, dès que la maladie est confirmée, une dose de calomel, proportionnée à l'âge du petit malade. Cette dose varie entre 30 et 60 centigrammes : il suffit de deux ou trois prises pour provoquer une légère purgation. Par l'emploi même du calomel, on fait déjà de l'antisepsie.

Le lendemain, on commence l'administration du naphtol et du salicylate de bismuth.

Il n'est pas nécessaire d'associer toujours les deux médicaments.

Le salicylate de bismuth n'est réellement indiqué que quand les selles sont très abondantes, quand la diarrhée est intense.

Si, au contraire, le flux intestinal est modéré; si, par exemple, le nombre des garde robes n'excède pas le chiffre de trois ou quatre par jour, il n'y a vraiment pas indication de donner du bismuth. Il faut, en effet, considérer l'utilité de l'évacuation régulière des matières putrides intestinales, et savoir la respecter.

S'il existe une *diarrhée* de *moyenne intensité*, prescrire toutes les heures un des paquets suivants :

Naphtol β. . . . . 2 gr.

F. s. a. et diviser en dix paquets.

Mais si la *diarrhée* est *forte*, il s'établit une véritable spoliation séreuse, qui a pour l'organisme deux fâcheuses conséquences. D'abord, elle l'affaiblit, ensuite, elle diminue la diurèse, et s'oppose ainsi à l'élimination par le rein d'une partie des poisons engendrés par la maladie. Dans ces cas, il y a donc intérêt à diminuer la diarrhée.

Faire ingérer d'heure en heure un des paquets ainsi formulés :

Naphtol β. . . . . } àà 2 gr. 50
Salicylate de bismuth . . . . . . }

Pour dix paquets. — Chaque paquet contient 25 centigrammes de chacune des deux poudres.

Les doses, on le voit, sont minimes, et leur petit volume n'est pas un de leurs moindres avantages.

Chez l'enfant, en effet, l'administration des médicaments n'est pas toujours facile.

Comment administre-t-on cette poudre? — On peut la faire prendre de deux façons : soit dans du pain azyme, et ce mode convient de préférence aux enfants déjà âgés, capables d'avaler facilement un médicament qu'on leur présente : soit simplement dans un peu de lait sucré, en délayant bien dans une cuiller à bouche ou un gobelet la petite quantité de poudre à faire prendre. On peut aussi masquer le léger goût du médicament, en le donnant à l'enfant dans une cuillerée de la potion de Todd.

S'il y a de la *constipation*, remplacer le salicylate de bismuth par le salicylate de magnésie :

Naphtol β . . . .   }

Salicylate de magnésie . . . .   } àà   2 gr.

Pour dix paquets, à prendre en vingt-quatre heures.

De temps à autre, quelques prises de poudre de calomel sont aussi indiquées.

V. TRAITEMENT DES COMPLICATIONS. — Contre les accidents thoraciques : ventouses sèches.

Contre les accidents cérébraux : ventouses et boîtes de ouate ; 1 à 2 grammes de bromure, par jour.

L'expectation est préférable à une intervention trop violente.

Sur le ventre, cataplasmes arrosés d'huile de jusquiame.

Descroizilles.

Fièvre typhoïde chez les enfants. — 1° S'il y a des phénomènes ataxiques, prescrire :

Teinture de musc . . . . 1 gr.

   —   de cannelle . . . . 2 —

Sirop de morphine . . . . 20 gr.
— simple. . . . . 10 —
Eau de tilleul . . . . 60 —

Par cuillerées à café.
2° Contre l'*adynamie*, prescrire :

Teinture de cannelle . . . . 10 gr.
Sirop d'écorces d'oranges amères. . . 30 —
Vin rouge. . . . . 70 —

V. Audhoui.

Prescrire la poudre tempérante :

Acide borique. . . . . 5 gr.
Nitrate de potasse. . . . . 10 —
Crème de tartre . . . . 20 —

Mêlez exactement.
Cette poudre est utile à la dose de 1 à 4 grammes
par jour, en plusieurs prises, enveloppées dans du
pain à chanter, contre les fièvres ardentes de nature
septique et putride.

Legroux.

Fièvre typhoïde chez les enfants. — Prescrire,
dès que la maladie est confirmée, une dose purgative
de calomel, 30 à 60 centigrammes, et la faire ingérer
en deux prises.
Deux jours après, administrer le naphtol, seul
ou associé au salicylate de bismuth ou bien au salicylate de magnésie.
1° S'il existe une *diarrhée de moyenne intensité*,
prescrire toutes les heures un des paquets suivants :

Naphtol β. 2 gr.

F. s. a. et diviser en dix paquets.

2° Si la *diarrhée* est *abondante*, faire ingérer d'heure en heure un des paquets ainsi formulés :

Naphtol β . . . . } àà 2 gr.
Salicylate de bismuth. . . . .

Pour dix paquets ;

3° S'il y a de la *constipation*, remplacer le salicylate de bismuth par le salicylate de magnésie :

Naphtol β. . . . . } àà 2 gr.
Salicylate de magnésie . . . . . .

Pour dix paquets. Administrer de même.

Ces poudres doivent être administrées, soit en cachets (enfants assez âgés), soit dans du lait sucré.

Gérin-Roze.

Trois indications : *antiseptiser l'intestin, combattre la fièvre et soutenir les forces.*

1° *Antiseptiser l'intestin.* — Administrer de 6 à 8 grammes de salicylate de bismuth et de naphtol en parties égales, ou l'eau sulfo-carbonée ajoutée à la tisane, et donner des lavements à l'hyposulfite de soude.

2° *Combattre la fièvre.* — Administrer 1 gr. 50 à 2 grammes de bromhydrate de quinine et des bains de vingt minutes à 30°, une à quatre fois par jour, toutes les fois que la température rectale dépasse 39°.

Faire boire le plus possible les malades.

3° *Soutenir les forces.* — Prescrire des grogs, des potages gras et de l'extrait de quinquina.

Albert Robin.

L'acide benzoïque, pris à la dose quotidienne de 2 grammes, joue un rôle éliminateur actif dans la sécrétion urinaire et donne de bons résultats.

Benzoate de soude................   10 gr.
Eau de fleurs d'oranger...........   20 —
    — distillée...................   270 —

0 gr. 50 par cuillerée à bouche ; 4 à 8 grammes par jour.

Fièvre typhoïde chez les enfants. — Prescrire, si l'âge l'exige, les potions antiseptiques :

Benzoate de soude............ 25 à 50 centigr.
Sirop de cannelle................   15 gr.
Looch blanc.....................   50 —

A administrer, par cuillerées à bouche, dans les vingt-quatre heures.

Sevestre.

Fièvre typhoïde chez les enfants. — Les bains froids ne doivent pas être prescrits d'une façon systématique ; ils ne sont utiles que dans les cas graves et il faut alors surveiller leur emploi d'une façon très rigoureuse.

Henri Huchard.

I. TRAITEMENT PAR LA QUININE. — Prescrire de fortes doses de quinine, prises dans un temps très court, par exemple 1 gr. 50 à 2 grammes, dans l'espace d'une heure. Diviser cette dose et la répartir sur toute la journée, c'est ne rien faire au point de vue de l'antipyrèse.

Il faut faire prendre cette dose six à huit heures avant l'exacerbation fébrile.

La quinine, administrée à doses massives, a une action fébrifuge.

Donnée à doses fractionnées, elle n'a plus qu'une

action tonique. Quand on veut employer la quinine au soir, comme tonique, on peut prescrire :

Extrait de quinquina . . . .   8 gr.
Sulfate de quinine. . . . .   2 —

Pour quatre-vingts pilules : deux pilules, matin et repas.

II. Traitement par la caféine. — La caféine, en injections sous-cutanées, a des effets remarquables dans les fièvres typhoïdes les plus graves, pour combattre l'imperméabilité rénale, l'adynamie générale et l'affaiblissement cardiaque :

1° Dans la fièvre typhoïde à forme rénale, toutes les fois que la sécrétion urinaire est peu abondante, qu'il faut stimuler les reins et qu'il y a albuminurie ;

2° Dans les formes cardiaques, alors qu'il y a affaiblissement du premier bruit du cœur, arythmie, bruit de galop sans albuminurie ;

3° Lorsque les symptômes adynamiques sont très accusés, les injections de caféine remplacent avantageusement les injections d'éther dont elles n'ont pas les inconvénients ;

4° Comme antipyrétique, la caféine produit des résultats douteux ; si la température s'abaisse légèrement, c'est pour peu de temps.

La caféine est un tonique général dans tous les états adynamiques.

Voici deux formules de solution :

Solution faible.

N° 1. Benzoate de soude . . . .   3 gr.
       Caféine. . . . .   2 —
       Eau distillée. . . . .   6 —

Faire la solution à chaud.

Solution forte.

N° 2. Salicylate de soude ....   3 gr. 10
      Caféine.... ....   4 —
      Eau distillée ....   6 —

Faire la solution à chaud.

Chaque seringue de Pravaz contient 40 centimètres cubes de caféine; injecter quatre à huit seringues entières par jour. Faire pénétrer le liquide profondément.

On doit préférer l'administration de la caféine par la voie sous-cutanée à l'administration gastrique dans une maladie où l'absorption médicamenteuse par l'estomac et l'intestin est tellement faible, qu'on peut impunément prescrire des doses de 3 à 4 grammes de sulfate de quinine.

Les injections de caféine sont de beaucoup préférables à celles d'éther, non pas seulement parce qu'elles sont moins douloureuses, mais aussi et surtout parce qu'elles joignent à leur action excitante des effets toniques sur le cœur et des effets diurétiques, ce qui n'est pas chose indifférente dans une maladie où l'on constate si souvent des symptômes d'affaiblissement cardiaque et des accidents d'imperméabilité ou d'insuffisance rénales.

Cependant dans les cas graves, joindre à ces injections des injections d'éther, pour doubler l'action excitante et tonique de la caféine et des injections d'ergotine, pour augmenter la vaso-constriction et faire remonter la tension artérielle.

III. TRAITEMENT PAR LE NAPHTOL ET PAR LE BÉTOL. — Prescrire :

N° 1. Naphtol β.. ....   20 gr.
      Salicylate de bismuth........   10 —

Pour quarante cachets ; un cachet toutes les trois heures.

Le salicylate de bismuth agit à un triple point de vue, comme antiseptique, comme antithermique et comme antidiarrhéique. Quant au naphtol, ses propriétés antiseptiques ont été démontrées depuis longtemps déjà.

Chez l'enfant, il faut prescrire des doses moitié moindres, suivant cette formule :

Naphtol.................... } àà 2 gr. 50
Salicylate de bismuth........ }

Diviser en dix paquets. — Faire prendre chaque paquet, soit dans du lait sucré, soit dans une potion de Todd, pour masquer le mauvais goût du médicament.

Mais avant d'instituer cette médication, il est bon de prescrire un purgatif, en donnant la préférence à un purgatif antiseptique, au calomel, à la dose de 20 à 30 centigrammes.

N° 2. Bétol.................. } àà 4 gr.
Salol.................. }

Pour quarante cachets ; quatre à six cachets par jour.

Le bétol ou salicylate de naphtol serait le meilleur antiseptique intestinal que l'on puisse employer dans la médecine infantile, surtout chez les enfants qui ne peuvent avaler des cachets, en raison de leur trop jeune âge. Le bétol, étant à peu près dépourvu de saveur peut être incorporé à leur insu dans le lait ou dans les aliments.

On prescrit alors, chez les enfants trop jeunes pour avaler des cachets :

Bétol .... 2 gr.

Pour vingt paquets ; un paquet, trois ou quatre fois par jour, délayé dans le lait, ou pris encore dans du miel ou de la confiture.

IV. TRAITEMENT PAR LE BENZONAPHTOL. — Un bon antiseptique, supérieur aux précédents parce qu'il n'expose pas aux accidents du salicylisme, est le benzoate de naphtol, ou benzonaphtol, également sans saveur. On l'emploie chez les enfants aux mêmes doses que le bétol, et même à doses plus élevées, d'après cette formule :

Benzonaphtool. .... 4 gr.

Pour vingt paquets, trois à quatre par jour.

Sous l'influence de ce traitement, on obtient assez rapidement la désinfection et la diminution des garde-robes; le ballonnement du ventre s'atténue, les fuliginosités disparaissent, la langue devient humide, le foie et la rate diminuent de volume.

Sans aucun doute, chez les adultes, ce traitement est le plus souvent indiqué; et qu'on le veuille ou non, la question de l'antisepsie médicale est une de celles qui s'imposent et doivent exciter nos recherches, après les résultats merveilleux obtenus par l'antisepsie chirurgicale et obstétricale. Mais ici, est-ce bien le cas de poursuivre ce but toujours et quand même dans la fièvre typhoïde des enfants, remarquable le plus souvent par sa bénignité, par le peu d'intensité et l'absence même des ulcérations intestinales? Il n'y a pas lieu, le plus souvent, dans le jeune âge, de prescrire l'antisepsie intestinale dans toute sa rigueur, de soumettre les enfants à l'absorption de médicaments que les adultes prennent déjà avec tant de difficulté, et de poursuivre un ennemi, ou un danger imaginaires.

V. Traitement par le salicylate de magnésie. — Ce sel est facile à préparer : il suffit de dissoudre de l'acide salicylique dans de l'eau distillée, de saturer la solution à l'ébullition par du carbonate de magnésie, et le salicylate cristallise en aiguilles très solubles dans l'eau et l'alcool, incolores et inodores. Sa saveur est à la fois sucrée et amère.

Ce médicament donne toujours de bons effets antithermiques et antiseptiques, à la dose de 3 à 6 grammes par jour, dans le traitement de la fièvre typhoïde chez l'adulte.

Même dans le cas de diarrhée abondante, il n'est pas contre-indiqué ; car, aux doses de 6 à 8 grammes, il ne détermine que quelques effets laxatifs très légers.

Sous son influence et aux doses variant de 4 à 8 grammes, on observe, comme avec tous les salicylates, quelques bourdonnements d'oreilles, de la surdité, des vertiges ; mais son action sur la douleur et sur le rhumatisme articulaire aigu est inférieure à celle du salicylate de soude.

Dans la fièvre typhoïde, l'emploi du salicylate de magnésie diminue la fétidité des garde-robes et l'intensité des phénomènes adynamiques ; il agit donc au double titre d'antithermique et d'antiseptique général et intestinal ; chez l'enfant, il faut l'employer à doses plus faibles (1 à 2 gr. par jour).

Laveran.

Faire des lotions avec :

Créosote........................ 5 gr.
Eau .... 500 —

Hallopeau.

Prescrire la quinine et le salicylate de soude, 4 à 6 grammes dans les vingt-quatre heures.

Chauffard.

Dans les cas graves, donner un bain toutes les deux heures et demie, soit dix bains en vingt-quatre heures et faire durer chaque bain vingt minutes.

Letulle.

Hémorragie intestinale de la fièvre typhoïde.
— Sitôt qu'apparait la première selle sanglante, administrer largement, par la bouche, le sous-nitrate de bismuth.

Chez l'adulte, donner dans les vingt-quatre heures 80 à 120 grammes du médicament. Il est indispensable d'avoir un sous-nitrate de bismuth absolument pur, ce qui est difficile d'ailleurs; mais il ne faut pas oublier que le bismuth, s'il est impur, peut déterminer des accidents fort graves.

Poser des paquets de 10 grammes et les donner de deux en deux heures, soit enrobés chacun dans du pain azyme, soit dilués dans un demi-verre de limonade lactique ou dans du lait coupé d'eau.

Chez l'enfant, la dose sera proportionnée à l'âge : un enfant de douze ans en peut prendre facilement 40 grammes par vingt-quatre heures. Diluer le bismuth dans du sirop de coings ou dans du lait bouilli.

Même en cas de succès immédiat, continuer trois à quatre jours la même médication, à doses décroissantes (60, 30, 10 et 5 gr. par vingt-quatre heures).

Surveiller la constipation et la supprimer après le quatrième jour de la médication bismuthée.

Chantemesse.

PROPHYLAXIE MICROBIOLOGIQUE. — Il faut établir une distinction radicale entre le bacille d'Eberth, agent spécifique, indiscutable de la fièvre typhoïde et le bacterium coli commune, qui n'a jamais déterminé aucun des symptômes propres à cette maladie.

L'individualité des deux microbes est prouvée :

1º Par la morphologie et notamment par les caractères tirés des cils, qui sont longs et abondants dans le bacille d'Eberth, rares et courts dans le bacterium coli ;

2° Par les résultats de la technique bactériologique : rien n'est plus facile que de déterminer dans une eau la présence du coli commune ; on est aujourd'hui en possession de procédés merveilleusement précis pour cette constatation ; il est, au contraire, malaisé de déceler le bacille d'Eberth même dans une eau qui a été contaminée artificiellement et qu'on sait par conséquent renfermer le microbe ;

3° Par la chimie biologique : les deux microbes élaborent différemment la matière : le coli commune à un appétit très facile à satisfaire ; il putréfie les substances quaternaires ; le bacille d'Eberth jamais. Ils se comportent également d'une façon différente à l'égard des substances ternaires ;

4° Par la topographie minutieusement étudiée des épidémies. Les recherches dans ce domaine ont montré qu'une eau renfermant normalement le bacterium coli (infiltration de purin, etc.) ne devenait typhogène que du jour où elle avait été contaminée par des déjections typhiques.

La théorie de l' « eberthification » du coli commune est inexacte ; le fait est prouvé par la permanence (dix ans de culture n'ont en rien modifié le bacille d'Eberth) des deux caractères des microbes, par l'épidémicité de la fièvre typhoïde, par l'identité enfin des caractères offerts aujourd'hui par la maladie avec ceux constatés par les anciens.

Loin de se transformer chez les typhiques, le colibacille déterminerait des infections secondaires.

On conçoit l'importance de ces notions au point de vue prophylactique : quiconque admet que le colibacille, hôte habituel du tube digestif et de beaucoup d'eaux courantes, peut acquérir les propriétés pathogènes du bacille d'Éberth, jugera parfaitement inutiles les efforts que l'on fait pour détruire ou éviter un microbe que chacun porte virtuellement en soi ; au contraire, l'adepte de la spécificité veillera ... son eau, surveillera avec rigueur la désinfection des foyers de fièvre typhoïde.

Hémorragie intestinale dans la fièvre typhoïde. — L'hémorragie intestinale du début, celle des cinq à six premiers jours, nécessite l'usage du bain froid.

Il n'en est plus de même de l'hémorragie qui survient au moment de la chute des escarres ou plus tard. Elle doit faire proscrire complètement les bains.

Juhel-Renoy.

I. Hygiène. — La température de la chambre ne devra pas dépasser 12 à 13°.

II. Régime. — Lait cru, limonades peu sucrées, eau pure, eaux minérales faibles.

III. Traitement par les bains froids. — La balnéation froide est le plus avantageux de tous les modes de traitement de la fièvre typhoïde.

On a accusé les partisans de la méthode de Brand d'être empiriques. Soit, s'ils doivent l'être à la façon de ceux qui donnent la quinine ou le mercure.

On a dit que le bain froid prédisposait aux complications pulmonaires. Sur 202 cas, traités par moi personnellement depuis cinq ans, je n'ai pas encore eu un seul cas où les accidents pulmonaires aient été causés par le bain. Par contre, j'ai souvent observé la disparition rapide de la congestion sous l'influence du bain.

On a dit qu'avec le bain froid, on infligeait au malade un supplice inusité. Il n'y a pas là véritablement supplice et la médication est bien tolérée, lorsque l'anxiété morale du malade et du milieu est calmée.

D'ailleurs, ce ne pourrait pas être une raison suffisante, car guérir est tout.

Je prétends, en outre, qu'il faut traiter par la balnéation froide, hâtivement et systématiquement, car on ne sait jamais, lorsqu'une fièvre typhoïde débute légèrement, si elle ne sera pas grave et mortelle plus tard, on n'est jamais sûr du pronostic d'une fièvre typhoïde, on ne doit donc pas refuser le bain froid aux typhiques, parce qu'au début leur maladie est bénigne. On ne peut jamais savoir ce qu'elle deviendra et il ne faut pas se laisser gagner de vitesse par la maladie.

Qu'on ne vienne pas arguer les difficultés matérielles dans l'application du traitement. Car on peut ce que l'on veut. Et j'ai toujours pu, dans tous les hôpitaux où j'ai passé, appliquer systématiquement la méthode de Brand.

Aujourd'hui presque tout le monde s'accorde à donner le bain froid dans une fièvre grave : là n'est pas la discussion; elle porte tout entière sur les cas dits bénins, légers, moyens. Il n'est pas inutile de maintenir constamment une fièvre légère dans le type qu'elle revêt, car c'est cela qui assurera la guérison.

Quand le bain est impossible, soit par défaut de baignoire, soit par la faiblesse extrême et l'adynamie cardiaque, faire l'enveloppement dans un drap mouillé.

En cas de furoncle, d'acné, bains naphtolés, à 30 grammes par bain.

Edg. Hirtz.

Prescrire le salol, associé avec le salicylate de bismuth, à la dose de 4 grammes par jour. Il paraît agir comme le naphtol : les selles perdent leur odeur fétide, la langue se nettoie rapidement. Il est précieux à deux points de vue : d'abord il réalise une antisepsie intestinale, ensuite une antisepsie urinaire, en se décomposant dans l'organisme en acide salicylique et en acide phénique, qui sont éliminés par les urines.

Marfan.

Fièvre typhoïde légère chez les enfants. — I. TRAITEMENT EXTERNE. — Nettoyage antiseptique quotidien de la bouche, des narines, des téguments. Il faut fermer la porte aux infections secondaires, origines de la plupart des complications.

II. TRAITEMENT INTERNE. — Faire de l'antisepsie de l'intestin et de l'antithermie par l'emploi combiné du benzonaphtol et du sulfate de quinine :

$$
\left.
\begin{array}{l}
\text{Benzonaphtol} \dots \dots \dots \dots \\
\text{Sulfate de quinine} \dots \dots \dots
\end{array}
\right\} \text{ àà 10 centigr.}
$$

Dose quotidienne pour un enfant de six ans.

Pratiquer un lavage quotidien de l'intestin par des irrigations abondantes avec l'eau bouillie.

Administrer, de deux en deux jours, une demi-verrée d'eau de Sedlitz.

En résumé : prophylaxie contre les infections secondaires, désinfection gastro-intestinale et maintien de la résistance de l'organisme par l'alimentation; voilà les principes inspirateurs, fort judicieux, de cette médication qu'il faut modifier, cela s'entend, suivant la prédominance d'un symptôme ou l'imminence des complications (diarrhée, enterroragie, méningite, ostéomyélite, polyarthrite).

III. RÉGIME. — Alimentation avec des substances liquides : lait, bouillon, potages.

Pour boissons : eau d'orge miellée, ou, suivant l'âge de l'enfant, limonade vineuse.

Fièvre typhoïde grave chez les enfants. — La fièvre typhoïde grave est caractérisée par l'irrégularité de la fièvre, l'état de torpeur, la langue rôtie.

TRAITEMENT PAR LES BAINS FROIDS. — 1° *Indications.* — Sans partager l'enthousiasme excessif que suscite chez certains la médication par les bains froids, nous devons reconnaître qu'elle constitue le meilleur traitement que nous puissions opposer aux formes graves de la fièvre typhoïde; aussi, dans tous les cas sérieux, et quel que soit l'âge de l'enfant, faut-il l'employer, en suivant rigoureusement les préceptes de Brand.

2° *Technique.* — La température du premier bain est de 22°, on le refroidit à 20°. Les suivants sont donnés à 20° et refroidis à 18°.

La durée du bain est de quatre à cinq minutes au plus.

Cesser le bain, dès le premier frisson ou dès qu'il se produit de l'apnée.

Pendant l'immersion, pratiquer des aspersions froides sur la tête.

Au sortir du bain, envelopper le malade dans une couverture de laine et lui faire ingérer une boisson très chaude.

Dans le cas d'apnée, retirer l'enfant hors de l'eau, pratiquer des tractions rythmées de la langue par le procédé de Laborde et des frictions énergiques sur la totalité du corps.

3° *Fréquence des bains.* — Le thermomètre servira de guide. Avant l'immersion, on prend la température rectale; on la prend de nouveau au sortir de l'eau, puis trois heures plus tard.

Excède t-elle 39°? Il y a indication à répéter le bain dans la journée.

Est-elle égale à 39° ou moins élevée? Expectation.

Déterminer la température toutes les deux heures et répéter le bain seulement quand la colonne thermométrique s'élève au-dessus de 39°.

La technique de la balnéation froide exige donc,

chez les enfants, une surveillance attentive, et, pour ainsi parler, un tour de main thérapeutique, d'où, en grande partie, dépendent les bénéfices à espérer.

Josias.

TRAITEMENT PAR LES BAINS FROIDS. — Donner toutes les trois heures un bain à 18°, d'une durée de quinze minutes, toutes les fois que la température dépasse 39°.

Le nombre des bains peut varier pour chaque malade de 1 à 170, la moyenne est de 60 bains.

1° *Contre-indications.* — Ne suspendre les bains froids que dans le cas d'*hémorragie intestinale.*

2° *Indications.* — La menstruation, les manifestations broncho-pulmonaires (bronchite, congestion, pneumonie, emphysème), ou rénales (albuminurie) ne sont pas des contre-indications à l'emploi des bains.

3° *Mode d'action.* — Grâce aux bains froids, la fièvre typhoïde n'a plus de typhoïde que le nom : les malades ainsi traités ne sont plus prostrés, ne présentent pas de stupeur, mais restent éveillés et lucides ; leur langue se montre humide, leur soif est intense ce qui permet de leur administrer 4 à 5 litres environ de liquides, alimentaires ou non. On observe une diarrhée et une polyurie excessives ; cette diarrhée, mais surtout cette polyurie, sont telles que le malade peut être considéré comme se lessivant quotidiennement les intestins et les reins. Or, dans une maladie infectieuse comme la fièvre typhoïde, un semblable lavage, entraînant tous les déchets de l'organisme, ne saurait être envisagé sans un réel profit.

Si ce lavage s'effectue à l'aide de liquides alimentaires, bouillon ou lait, les malades, ainsi soumis à une alimentation vraiment exagérée, maigrissent peu s'affaiblissent modérément, perdent en moyenne 1 kilogramme à 2 kilogrammes en huit jours, et peuvent, sans grands efforts, descendre de leur lit, enjamber leur baignoire et réciproquement.

Cette épargne de forces n'est pas sans exercer une heureuse influence sur la durée, sinon de la maladie elle-même, du moins de la convalescence.

La médication réfrigérante, plus que tout autre méthode, combat avec succès la fièvre et l'adynamie et place les typhiques dans de meilleures conditions de résistance pour supporter leur maladie.

J. Comby.

Fièvre typhoïde des enfants. — Prescrire :

    Benzonaphtol.........................   1 gr. 50
    Julep gommeux.................   80 —

Une cuillerée à dessert, de deux en deux heures.

Le Gendre.

Stomatite de la fièvre typhoïde. — Deux fois par jour, laver soigneusement la bouche et nettoyer les dents avec une solution alcaline, de l'eau de Vichy additionnée par exemple d'un peu de glycérine ou avec le collutoire suivant :

    Chlorate de potasse.............   0 gr. 75
    Acide borique....................   1 —
    Glycérine.........................   10 —
    Jus de citron....................   15 —

Faire dissoudre.

Ce collutoire modifie rapidement l'état fuligineux des lèvres et des dents, la sécheresse des gencives et de la langue.

FURONCULOSE.

Ch. Bouchard.

Pratiquer l'antisepsie intestinale :

    Naphtol β précipité .... 15 gr.
    Salicylate de bismuth .... 7 — 50

Pour trente cachets. — Trois par jour, jusqu'à ce que les selles soient vertes.

Henri Huchard.

Prescrire :

    Salicylate de magnésie........ ⎫
    Naphtol α.................... ⎬ ââ 5 gr.
    Salol .... ⎭

F. s. a. pour vingt cachets. Dose : trois à quatre cachets par jour.

Faire l'antisepsie de l'intestin avec :

    Naphtol β .... ⎫
    Salicylate de bismuth .... ⎬ ââ 6 gr.
    Magnésie anglaise........... ⎭

Pour vingt cachets; prendre quatre à cinq cachets par jour.

1° S'il existe de l'*insuffisance hépatique légère*, prescrire :

    Naphol α .... ⎫
    Salicylate de magnésie........ ⎬ ââ 5 gr.
    Benzoate de soude .... ⎭

Pour vingt cachets. Dose : trois à quatre cachets par jour.

Le salicylate de magnésie et le benzoate de soude agissent comme cholagogues.

2° S'il existe de l'*insuffisance rénale*, ajouter à la préparation précédente 2 gr. 50 de seille pulvérisé.

Reclus.

TRAITEMENT CHIRURGICAL. — L'expectation est la règle générale :

1° Recouvrir les parties malades avec des compresses à l'eau phéniquée ou boriquée et avec une plaque de gutta-percha laminée.

Attendre l'ouverture et l'expulsion spontanée du bourbillon.

2° Si la douleur devient trop vive ou si l'expulsion du bourbillon est trop tardive, intervenir en incisant la tumeur.

Gingeot.

I. TRAITEMENT EXTERNE. — Dès que le furoncle apparaît, appliquer dessus un petit gâteau de coton, imbibé d'alcool camphré ou badigeonner avec la teinture d'iode concentrée.

Lotions générales d'eau boriquée.

Bains sulfureux ou au sublimé.

II. TRAITEMENT INTERNE. — Prescrire :

Sulfure de sodium.................. \
Bicarbonate de soude.............. |
Sulfate de potasse................. } ââ 10 gr.
Acide tartrique.................... |
Gomme arabique................... /

Prendre de 50 centigrammes à 4 grammes du mélange par jour, en huit ou dix fois, dans de l'eau ou du lait.

Prescrire les sulfureux à hautes doses : la poudre de Pouillet est d'un usage commode ; elle n'est pas mal supportée par l'estomac et le patient peut en prendre jusqu'à six, huit ou même dix mesures par jour, dissoutes dans la moitié ou le tiers d'un verre de lait ou d'eau pure.

La durée de ces médications est de quinze jours à un mois et au-dessus, selon la gravité des cas.

GANGRÈNE.

V. Audhoui.

En cas de douleurs vives, donner l'opium.

Faire un pansement antiseptique des parties grangrénées : poudre de quinquina, de charbon, d'iodoforme.

Pratiquer des lotions avec :

Chloral......................	5 gr.
Eau...........................	500 —

Lancereaux.

Grangrènes névropathiques. — La thérapeutique des gangrènes névropathiques comprend deux points principaux :

1° Traiter le désordre nerveux qui a pour effet, d'abord l'asphyxie locale, et plus tard, la mortification partielle ou totale des extrémités ;

2° S'opposer aux progrès de cette mortification.

1° *Traiter le désordre nerveux.* — L'indication qui s'adresse au système nerveux doit viser forcément les désordres traumatiques, toxiques ou autres de ce système, et les moyens à employer varieront forcément avec chacun de ces désordres.

L'*opium*, la *morphine*, qui sont les moyens employés contre la douleur, n'ont ici qu'une faible action, tant celle-ci est tenace ; cependant ils parviendront à l'étreindre, sinon en totalité, du moins en partie, à la condition d'être administrés à fortes doses et dans un espace de temps très court. Ainsi, 5, 6 et même 15 centigrammes d'extrait thébaïque ne pouvant toujours suffire à la calmer, il devient nécessaire de pratiquer des piqûres de morphine et d'en porter la dose jusqu'à 3 et 4 centigrammes ou même davantage pour amener un soulagement.

Le *chloral* est utile le soir, lorsqu'il existe une insomnie opiniâtre, mais encore à la condition de le prescrire à une dose suffisante, pur ou associé à la morphine; il ne faut pas craindre de donner, en pareil cas, de 4 à 6 grammes de chloral et même plus, attendu que la souffrance permet de supporter de très fortes doses du médicament.

L'iodure de potassium et le *bromure d'ammonium* combinés sont les moyens à l'aide desquels on peut s'opposer aux gangrènes névropathiques sans désordre matériel appréciable : les prescrire à la dose de 1 à 2 grammes et plus dans les vingt-quatre heures.

À l'aide de ces différents moyens, et surtout de *l'hydrothérapie*, sous forme de lotions froides et de douches, on parvient à améliorer sensiblement les malades.

Cependant on ne peut affirmer les avoir guéris; trop souvent, en effet, ils retombent dans un état qui devient de plus en plus grave.

L'électricité, utilisée par Maurice Raynaud, peut rendre des services en pareil cas, mais il importerait de préciser les circonstances où il convient de l'employer; il est bien entendu que ce serait dans les cas où il n'existe pas de lésions anatomiques. Les courants continus, auxquels il convient de donner la préférence, seront mis en usage pendant un certain temps et continués s'ils paraissaient réussir.

2° *S'opposer aux progrès de la mortification.* — Les foyers de gangrène devront être traités par les substances antiseptiques; mais si, malgré tout, le mal progresse, il ne restera plus qu'à recourir à une intervention chirurgicale. Celle-ci consiste à retrancher la partie malade ou même le membre lésé.

Dans un certain nombre de cas, on a pratiqué l'amputation des doigts affectés, mais souvent il a fallu recourir ensuite à l'amputation du membre, soit que la gangrène ne soit reproduite au niveau ou dans le voisinage du moignon, soit que la persistance ou le retour des douleurs aient contraint le malade à exiger une nouvelle amputation.

GOUTTE.

Potain.

Goutte rénale. — I. TRAITEMENT. — Les alcalins sont utiles surtout si la goutte rénale parait menaçante. Prescrire le mélange suivant, comme prophylactique :

Carbonate de lithine..	0 gr. 20
Acide benzoïque	0 — 05

Mêlez pour un cachet, à prendre chaque jour, pendant deux septénaires, pour prévenir l'accès et maintenir l'intégrité du rein.

Pendant les huit jours suivants, administrer chaque jour deux cuillerées à café de la solution suivante :

Iodure de potassium.........	3 gr.
Eau distillée	100 —

F. s. a. une solution.

Alterner ainsi pendant longtemps l'usage des alcalins et des solutions iodurées.

II. RÉGIME. — Éviter les refroidissements dont le retentissement sur le rein est si redoutable.

Prescrire un régime alimentaire mixte : donner du lait, des légumes; mais peu de viandes noires pour éviter la production excessive d'acide urique.

Ordonner un exercice modéré, l'exagération pouvant produire le cœur forcé et le surmenage.

Germain Sée.

Goutte aiguë. — On peut surtout diminuer l'intensité des fluxions articulaires, en employant le salicylate de soude à doses modérées, après s'être assuré que les reins ne sont pas malades.

Salicylate de soude............... 15 gr.
Eau .... 150 —

Faire prendre trois cuillerées à bouche par jour, au moment du repas.

Il ne faut jamais prolonger longtemps ce médicament ; car, s'il rend des services, en diminuant les phénomènes douloureux, en atténuant la violence du paroxysme, son emploi n'est pas toujours sans inconvénient : s'il s'élimine incomplètement, il peut produire des accidents nerveux graves.

Les préparations de colchique atténuent parfaitement l'accès de goutte : teinture de semence de colchique, à la dose de VIII à X gouttes, répétée deux ou trois fois par jour; extrait de semence de colchique, à la dose de 25 à 50 centigrammes par jour; vin de colchique, à la dose de 10 à 12 grammes par jour dans une potion.

On peut encore arriver au même résultat avec les pilules de Lartigue, la liqueur de Laville, et toutes les préparations à base de vératrine et de colchique.

Ch. Bouchard.

I. TRAITEMENT. — Administrer la lithine dans l'eau simple où elle est très soluble ou dans une infusion chaude aromatique, à la dose de 1 gramme à 1 gr. 50 par jour, surtout dans l'intervalle des accès.

Prescrire l'iodure de lithium qui, outre sa grande

solubilité, réunit peut-être les propriétés altérantes de l'iode à celles de la lithine.

Ajouter à l'eau froide de la boisson du carbonate de soude ou de l'acétate de potasse, tant que les urines sont rares et sédimenteuses.

On peut donner à des malades jusqu'à 30 grammes de bicarbonate de soude par jour, sans voir survenir aucun indice de cachexie alcaline; à plus forte raison, cette médication ne peut-elle avoir aucune influence fâcheuse, lorsqu'on donne les alcalins à la dose habituelle de 3 à 5 grammes par jour. Il vaut mieux toutefois s'en abstenir chez des personnes âgées, dont la goutte est atonique et qui ont de la tendance à l'anémie.

A partir du douzième jour, si les manifestations de l'accès ne sont plus actives, si rien ne révèle un travail qui va aboutir à une manifestation fluxionnaire nouvelle, on peut arrêter l'accès, au risque de le voir se renouveler dans trois semaines. Il vaut mieux avoir deux accès courts et rapprochés qu'un accès traînant.

Le colchique abrège les attaques de goutte.

Donner, à partir du douzième jour seulement, 10 à 12 grammes de vin de colchique dans une potion ou XL gouttes de teinture par jour, à prendre trois jours de suite.

On suspendra ce médicament s'il survient des sueurs abondantes, une diurèse excessive, de la diarrhée, des vomissements. Parfois, trois semaines ou un mois après un accès de goutte ainsi abrégé, le malade a un autre petit accès. Mais cet inconvénient est minime, placé en comparaison des inconvénients d'un accès par trop prolongé.

II. Régime. — Au début, maintenir le malade à la diète, mais lui donner des boissons abondantes, fraîches au besoin : tisanes, eau d'orge, infusions de queues de cerises, de pariétaire.

Quand la fièvre commence à baisser, donner quelques fruits cuits; quand elle est nulle, ajouter des légumes verts; plus tard, revenir à la viande blanche.

Jadis on consommait trop peu de viande; de notre temps, on en consomme trop. Par suite de ces abus, les maladies des riches sont devenues les maladies des pauvres, et la goutte apparait dans les hôpitaux.

III. PROPHYLAXIE. — Exiger que l'enfant vive surtout au grand air; veiller à la pratique régulière des soins de la peau, donner des bains, des lotions froides, des frictions. Modérer cette habitude si funeste et si répandue de donner à l'enfant de la viande à l'excès.

Dans la période de l'enfance consacrée à l'instruction, conseiller de ne pas abuser de la longue contention d'esprit, de ne pas forcer les exercices intellectuels, de donner une plus large part à l'activité physique et d'intercaler, au milieu des heures d'études, les heures de travail musculaire exécuté en plein air, en plein soleil, en pleine liberté.

Jaccoud.

Goutte aiguë. — I. AVANT L'ACCÈS. — Repos, enveloppement de la jointure dans de la ouate, application d'un liniment narcotique quelconque, diète absolue ou mitigée, suivant que l'attaque est fébrile ou apyrétique. Le meilleur aliment est alors le lait. Entretenir la liberté du ventre, sans purger.

II. PENDANT L'ATTAQUE. — Expectation. Lorsque les douleurs sont exceptionnelles ou la durée de l'accès anormale, donner le salicylate de soude, à la dose de 3 grammes par jour, ou le vin de colchique, à la dose de 4 à 6 grammes dans les vingt-quatre heures.

III. DANS L'INTERVALLE DES ACCÈS. — Régime

mixte, plutôt végétal qu'animal ; eau pure pour boisson, ou bien vin blanc ou rouge très léger, coupé d'eau.

Si le traitement hygiénique ne suffit pas, prendre, chaque jour, dix jours par mois, trois à quatre verres d'un mélange à parties égales de lait et d'eau de Vichy (Célestins). En cas d'insuffisance de cette médication, lui associer le benzoate de lithine, à la dose de 60 centigrammes jusqu'à 1 gramme par jour.

Vichy et Carlsbad conviennent aux goutteux robustes, sans lésion cardiaque ; Ems et Royat, à ceux qui sont dans de moins bonnes conditions ; Kissingen et Hombourg s'adressent surtout aux désordres articulaires que les attaques laissent après elles.

Dans le cas de gravelle, envoyer les goutteux à Contrexéville ou à Évian.

Goutte chronique. — Prescrire :

N° 1. Iodure de lithium . . . . 0 gr. 25
Extrait de Quassia amara
Poudre de gaïac. . . . . . } àà Q. S.

M. pour une pilule ; prendre trois à quatre pilules par jour.

N° 2. Benzoate de lithine. 0 gr. 50 à   2 gr.

En cinq pilules, à prendre dans la journée, pendant quinze jours par mois.

N° 3. Bromure de lithium . . . . 10 gr.
Sirop de fleurs d'oranger. . . 190 —

Prendre chaque jour une cuillerée de ce sirop.

Dieulafoy.

Le salicylate de soude à doses élevées (8 à 10 gr. par jour), et l'antipyrine seule ou associée au salicylate peuvent rendre service.

Mais il faut intervenir avec grande précaution, car, en enrayant la goutte, on peut s'exposer à de graves accidents; et en général il est préférable de ne pas intervenir ou plutôt d'employer une médication anodine : l'antipyrine, à la dose de 2 ou 3 grammes par jour, en cachets de 50 centigrammes alternés avec des cachets de salicylade de soude aux mêmes doses.

Dujardin-Beaumetz.

Goutte aiguë. — I. TRAITEMENT. — Prescrire :

N° 1. Teinture de colchique...
    Alcoolature de racines d'aconit............
    Teinture de jalap composée
    —   de quinine..... } ââ 10 gr.

XXX gouttes le matin, à midi et le soir, dans un verre de tisane de genêts.

N° 2. Teinture de semences de colchique.........
    Alcoolature de racines d'aconit............
    Teinture de gaïac.....
    —   de quinine.... } ââ 10 gr.

XXX gouttes, trois fois par jour, le matin, à midi et le soir, dans une tasse d'infusion de feuilles de frêne ou de fleurs de fève.

II. RÉGIME. — 1° *Aliments.* — Conseiller les viandes blanches, les œufs, les poissons, les crustacés en petite quantité, les légumes en abondance, sauf l'oseille et les épinards, les fruits tels que fraises et raisins.

Défendre le gibier.

2° *Boissons.* — Usage très modéré de vin.

Pas de liqueur, ni vin mousseux, ni bière, ni café, ni thé.

3° *Exercices*. — Exercice modéré.

Goutte chronique. — I. TRAITEMENT INTERNE. — Amers, toniques.

II. TRAITEMENT PAR LES EAUX MINÉRALES. — Eaux minérales : Évian, Royat, Plombières, Néris, boues de Dax et de Saint-Amand.

III. TRAITEMENT EXTERNE. — Frictions, massages, bains aromatiques.

IV. RÉGIME. — Remplacer le pain par la pomme de terre.

Interdire le gibier; recommander les viandes blanches.

Faire des cures de fraises et de raisins.

Régularité dans les garde-robes.

Constantin Paul.

Goutte aiguë. — Fumigations de tabac, de genièvre, de benjoin.

Sirop de Follet : une à quatre cuillerées à soupe.

Cataplasmes de colchique; baume tranquille.

Employer le collodion antigoutteux :

Collodion élastique	àà	5 gr.
Éther sulfurique		
Acide salicylique.	4 —	
Chlorhydrate de morphine	1 —	

M. — Faire une application toutes les heures sur le gros orteil atteint de goutte.

Lecorché.

Prescrire le fer, chaque fois que des attaques longues et répétées ont déterminé un état anémique, avec affaiblissement de toutes les fonctions.

Albert Robin.

Les eaux chlorurées sodiques fortes ne conviennent pas dans la goutte confirmée, et doivent être réservées aux lésions imparfaitement résolues qu'entretient la goutte chronique.

Cette indication est pleinement justifiée par la chimie des échanges. Tandis que l'urine de la goutte aiguë représente un type de nutrition exagérée, on voit dans l'urine de la goutte chronique le tableau de la véritable nutrition retardante. C'est alors qu'il conviendra de relever l'activité nutritive, de stimuler les oxydations, de favoriser l'élimination de l'acide urique, toutes actions que réalise le bain demi-sel.

H. Rendu.

Diathèse goutteuse. — Prescrire les alcalins, habituellement le citrate et le carbonate de lithine.

Administrer l'acide benzoïque, qui s'élimine à l'état d'acide hippurique, à la dose quotidienne de 0 gr. 25 à 0 gr. 50 ou 1 gramme au plus.

Goutte franchement aiguë. — Les accidents se développent chez des malades vigoureux. Les eaux de Vichy, maniées avec précaution, peuvent produire un soulagement rapide, complet et durable.

Goutte subaiguë. — Si les accidents ont une tendance congestive, recommander Châtel-Guyon ou Carlsbad, à cause de leurs propriétés laxatives.

Goutte chronique. — Les goutteux chroniques sont parfois en même temps graveleux et diabétiques; prescrire de préférence Contrexéville, Évian ou Plombières.

Raideurs articulaires. — Elles sont provoquées par des dépôts tophacés. Recourir aux sources à thermalité considérable, telles que Bourbonne-les-Bains, Bourbon-l'Archambault et Louèche.

Henri Huchard.

Les préparations de lithium doivent constituer la base du traitement. On les administre, soit en *pilules*, soit en *potion*, soit en *cachets*.

1° *Pilules d'iodure de lithium.* — Prescrire :

Iodure de lithium...............	25 centigr.
Extrait de gentiane..........	
Poudre de gentiane..........	ãã Q. S.

Pour une pilule ; trois ou quatre par jour.

2° *Potion à l'iodure de lithium.* — Prescrire :

Iodure de lithium.............	6 gr.
Sirop d'écorces d'oranges amères...	200 —

Suivant les indications particulières, ajouter :

Extrait de colchique........	15 à 30 centigr.

Chaque cuillerée à bouche contient 50 centigrammes de substance active. Dose : deux à trois grandes cuillerées par jour.

3° *Cachets de benzoate de lithine.* — Formuler à raison de 20 centigrammes de substance active par cachet et à la dose quotidienne de quatre à huit cachets.

4° *Pilules au benzoate de soude et à la lithine.* — On les prescrit dans les cas de goutte avec tendance à la néphrite chronique :

Extrait de stigmates de maïs......	6 gr.
Benzoate de soude.............	3 —
Carbonate de lithine..........	3 —
Huile essentielle d'anis..........	III gouttes

F. s, a. pour soixante pilules.
Prendre quotidiennement deux pilules au com-

mencement de chaque repas, durant vingt jours chaque mois. Continuer le traitement pendant trois années.

Goutte atonique. — I. TRAITEMENT INTERNE. — 1° Supprimer tous les médicaments anti-goutteux (colchique, quinine, salicylate, benzoate de soude, etc.);

2° Ordonner une préparation ferrugineuse (fer réduit par l'hydrogène, iodure de fer, tartrate ferrico-potassique, etc.). Les pilules « toni-ferrugineuses » sont ici bien indiquées. Voici leur formule :

$$
\left.
\begin{array}{l}
\text{Extrait de quinquina}\ldots\ldots\ldots \\
\quad\text{— de gentiane}\ldots\ldots\ldots \\
\quad\text{— de rhubarbe}\ldots\ldots\ldots \\
\text{Tartrate ferrico-potassique}\ldots\ldots
\end{array}
\right\}\ \text{āā 5 gr.}
$$

Poudre de noix vomique..........   0 — 50

Pour cent pilules. Prendre deux pilules, deux ou trois fois par jour, au commencement du repas.

On peut encore prescrire une préparation de kola, d'après cette formule :

Extrait fluide de coca............   120 gr.
      —   de kola............   80 —

Une cuillerée à café, une ou deux fois par jour, dans une tasse de lait.

II. TRAITEMENT EXTERNE. — 1° Faire pratiquer, tous les soirs, sur les membres du massage, suivi de frictions avec une flanelle légèrement imbibée de liniment de Rosen.

2° Si l'œdème goutteux et l'état douloureux des articulations ne cessent pas, il sera indiqué d'employer l'électricité, sous forme de courants continus (pôle positif sur le trajet de la colonne vertébrale, pôle négatif sur les membres).

III. RÉGIME. — Prescrire une alimentation fortifiante : viandes rôties et grillées, œufs, quelques lé-

gumes; un peu de café et un petit verre de cognac
après le repas.

GRIPPE.

Dujardin-Beaumetz, Huchard, Rendu, Albert Robin, Comby.

Prescrire l'antipyrine, l'exalgine, le bromhydrate
de quinine, le sulfate de strychnine (1).

HERPÉTISME.

Lancereaux.

L'herpétisme, de même que la plupart des maladies
chroniques, traverse deux phases successives, carac-
térisées l'une par des désordres purement dynamiques:
migraines, névralgies, spasmes, hypochondrie, l'autre
par des lésions matérielles qui affectent d'une façon
spéciale les téguments et les tissus peu vasculaires,
tels que : poils, ongles, cartilages, aponévroses, endar-
tères.

Le traitement est double, ainsi que les manifestations qu'il s'agit de combattre.

I. ACCIDENTS DE LA PREMIÈRE PÉRIODE. — Administrer des agents thérapeutiques qui exercent sur
le système nerveux une action purement dynamique :
la quinine, la digitale, l'ergot de seigle, la morphine,
l'aconitine, l'hydrate de chloral, le salicylate de soude,
les bromures. La quinine, employée contre les névralgies, les entéralgies, les migraines, les quintes de

(1) Voy. Lefert, *La pratique des maladies des poumons,*
p. 106.

toux, rend, en pareil cas, les plus grands services; il en est de même de la morphine et du chloral.

II. ACCIDENTS DE LA DEUXIÈME PÉRIODE. — Remplacer les agents de la première période par l'iode, l'iodure de potassium et l'arsenic, en un mot par toutes les substances médicamenteuses qui ont la propriété d'agir sur la nutrition des tissus et de les modifier. C'est ainsi que des lésions graves des articulations peuvent disparaître sous l'influence de l'usage prolongé de l'iodure de potassium, qui est aussi le meilleur moyen à opposer aux lésions athéromateuses des artères.

HYDRARGYRISME OU INTOXICATION MERCURIELLE.

Proust.

I. PROPHYLAXIE. — Ventiler autant que possible les ateliers et les mines. Diminuer le nombre des heures de travail, pratiquer les soins de propreté, tels que les bains fréquents et le lavage des dents.

II. TRAITEMENT INTERNE. — Favoriser la sécrétion urinaire, faciliter l'élimination du mercure et administrer l'iodure de potassium.

III. TRAITEMENT EXTERNE. — Conseiller l'hydrothérapie et l'électricité.

INCOMPATIBILITÉS MÉDICAMENTEUSES.

Henri Huchard.

Ce ne sont pas là des fantaisies imaginées à plaisir, et toutes les formules que nous allons citer ont été prescrites.

1° Deux parties de glycérine et une partie d'acide chromique font un mélange détonant;

2° Il en est de même pour le mélange de chlorate de potasse et de poudre de quinquina;

3° De même aussi pour le mélange de chlorate, de perchlorure de fer et de glycérine, si l'on élève la température;

4° On a quelquefois associé, dans le traitement de la diphtérie, le calomel et le chlorhydrate de pilocarpine; or, cette association donne naissance à du mercure métallique et à du bichlorure de mercure, produits toxiques;

5° La liqueur de Van Swieten et l'eau sulfureuse mélangées donnent immédiatement un précipité noir de sulfure de mercure.

6° Il arrive quelquefois de prescrire en même temps de l'iodure de potassium à l'intérieur, et du calomel en collyre sec. Or l'iode s'éliminant par la surface conjonctivale, il se forme à ce niveau un iodure de mercure extrêmement caustique.

On a signalé des balanoposthites qui n'auraient pas d'autres causes.

INTOXICATIONS.

P. Brouardel.

Intoxication par le chlorate de potasse. — Des doses élevées de chlorate de potasse (25 à 40 gr. pour un adulte, huit ou dix fois moins pour un enfant de deux à trois ans) peuvent déterminer la mort.

Le temps pendant lequel on fait ingérer les doses successives de ce sel a une influence très grande sur le développement et la gravité des accidents toxiques.

Si les doses sont très espacées, la rapidité de l'élimination diminue le danger; si les doses sont données coup sur coup, le danger est beaucoup plus grave.

Intoxication par des produits journellement ab-

sorbés à petites doses. — L'action des substances toxiques, prises à doses élevées, ne concorde pas avec l'absorption des doses minimes, mais journellement répétées.

1° *Mercure.* — Prenez pour exemple le mercure : vous donnez 1 gramme de calomel à un adulte, vous avez un effet purgatif.

Vous divisez ce gramme en cent parties, vous en donnez dix deux jours de suite au même individu, vous n'avez pas d'effet purgatif, mais bien souvent une stomatite mercurielle. Cette lésion que vous obtenez par le calomel ou par d'autres produits analogues, celles qui suivent parfois les médications spécifiques par les mercuriaux, ne ressemblent en rien à l'intoxication provoquée par l'absorption journalière des poussières et des vapeurs mercurielles, chez les chapeliers ou chez les ouvriers employés aux mines de mercure.

Ces deux dernières intoxications ne sont même pas identiques.

2° *Sels de plomb.* — Les sels de plomb prêtent aux mêmes considérations.

En thérapeutique, on donne parfois, dans les diarrhées rebelles, des préparations d'azotate de plomb à la dose de 10, 20, 50 centigrammes (potion de Laidlon : 0 gr.80 par jour), on obtient un effet astringent, sans accident toxique.

Mais que l'on divise cette dose, que l'on donne pendant un ou deux mois une quantité d'azotate de plomb, dont la totalité pourra ne pas atteindre la quantité impunément ingérée en un jour, et l'on aura créé une intoxication saturnine.

3° *Arsenic.* — L'arsenic a, suivant les doses et le mode d'administration employés, des diversités d'action analogues.

Des malades peuvent ingérer impunément 1 ou 2 cen-

tigrammes d'arséniate de soude pendant quelques
semaines, d'autres ont de l'arsénicisme avec des doses
beaucoup moindres, d'autres, comme les arsénico-
phages du Tyrol, en ingèrent une bien plus grande
quantité sans inconvénient apparent.

4º *Opium, alcool.* — On pourrait en dire autant de
l'opium et du morphinisme, de l'alcool pris un jour
à hautes doses et de l'alcool pris tous les jours à doses
beaucoup moindres.

On ne saurait donc conclure du mode d'action
d'une substance ingérée dans certaines conditions à
son mode d'action probable dans des conditions différentes.

Intoxication par l'oxyde de carbone. — 1º *Intoxication aiguë.* — Ramener le sujet à l'air pur, le plus
rapidement possible.

Faire des frictions stimulantes, des injections d'é-
ther et de caféine.

Pratiquer la respiration artificielle et donner de
l'oxygène qui, malgré une action très lente, parvient
cependant à chasser l'oxyde de carbone du sang oxy-
carboné.

2º *Intoxication chronique.* — Soustraire les malades
aux causes premières de l'intoxication.

L'emploi de l'oxygène rendra les plus grands services; mais il devra être accompagné de l'usage des
toniques généraux.

Intoxication par l'acide salicylique. — Pour les
personnes bien portantes, l'usage journalier d'une
dose même minime d'acide salicylique est suspect;
son innocuité n'est pas démontrée.

Pour les personnes qui sont atteintes d'une altération du rein ou du foie, soit par les progrès de l'âge,
soit par une dégénérescence quelconque, l'ingestion
journalière d'une dose d'acide salicylique, quelque
faible qu'elle soit, est certainement dangereuse.

Il faut prohiber l'emploi de l'acide salicylique et de ses composés dans les substances alimentaires.

Intoxication par la saccharine. — La saccharine n'est pas un aliment et ne peut pas remplacer le sucre.

L'emploi, dans l'alimentation, de la saccharine ou des préparations saccharinées, suspend ou retarde les transformations des substances amylacées ou albumineuses ingérées dans le tube digestif.

Ces préparations ont donc pour effet de troubler profondément les fonctions digestives. Elles sont de nature à multiplier le nombre des affections désignées sous le nom de *dyspepsies*.

L'emploi de la saccharine est encore trop récent pour que les conséquences d'une alimentation dans laquelle entrerait journellement de la saccharine puissent être toutes bien déterminées ; mais dès maintenant il est établi que son usage a, sur la digestion, une influence nuisible.

La saccharine et ses diverses préparations doivent être proscrites de l'alimentation.

Ch. Bouchard.

Intoxications alimentaires. —I. TRAITEMENT. — Faciliter l'évacuation des matières contenues dans le tube digestif à l'aide de purgatifs.

Réaliser l'antisepsie intestinale à l'aide du benzoate de naphtol, du salicylate de bismuth, de l'iodoforme, du charbon.

II. RÉGIME. — La diète est de rigueur.

Donner du lait, de façon à favoriser la diurèse et l'évacuation par le rein des principes toxiques accumulés dans l'organisme.

Potain.

Intoxications alimentaires. — Si l'on est appelé avant qu'il y ait eu des vomissements abondants, évacuer le contenu de l'estomac, à l'aide de l'ipéca ou de la pompe gastrique.

Administrer ensuite des stimulants diffusibles.

Dieulafoy.

Intoxication par le phosphore. — Recourir aux vomitifs et au lavage de l'estomac.

La térébenthine, à la dose de 6 à 8 grammes par jour, constitue un excellent antidote.

Intoxication arsenicale. — 1° *Intoxication aiguë et rapide.* — Vider l'estomac par des vomitifs ou pratiquer des lavages.

2° *Intoxication lente.* — Donner du peroxyde de fer ou de la magnésie hydratée.

Richardière.

Intoxication par les champignons — Le traitement doit toujours être très énergique. Il est d'ailleurs le même que dans presque toutes les intoxications aiguës : évacuation de l'estomac, administration de toniques diffusibles.

Mais il existe un antidote ou pour mieux dire un antagoniste puissant de la muscarine, c'est l'atropine. En effet, la muscarine n'arrête pas le cœur des animaux qui sont soumis à l'action de l'atropine ; bien plus, chez les animaux intoxiqués par la muscarine, le cœur, très affaibli, reprend sa régularité et sa puissance de contraction, quand on leur fait une injection sous-cutanée d'atropine. On ne devra donc pas hésiter à agir de même chez les sujets empoisonnés par les champignons.

On administrera donc des gouttes de teinture de belladone dans de l'eau, ou du sirop d'atropine.

On pourra, dans le cas d'intolérance de l'estomac, faire, au moyen d'une seringue de Pravaz, des injections sous-cutanées de sulfate d'atropine avec la solution suivante :

Sulfate d'atropine. . . . .　0 gr. 01
Eau de laurier-cerise. . . . .　20 —

Chaque seringue de Pravaz contient ainsi un demi-milligramme d'atropine.

En injecter d'abord la moitié; au bout de quelques minutes, si le cœur ne reprend pas de force, injecter la seconde moitié; dans les cas graves, injecter trois quarts de milligramme.

Intoxication par l'opium. — S'efforcer de faire évacuer ce qui peut encore rester de poison dans l'estomac.

I. TRAITEMENT EXTERNE. — On doit surtout, pendant la période comateuse, s'efforcer de stimuler le malade par tous les moyens ordinaires : par la parole, par les excitants de tous genres (pincements, brûlures, électrisations cutanées, marteau de Mayor).

Pratiquer des injections sous-cutanées d'atropine, particulièrement s'il survient de l'arrêt de la respiration.

L'atropine a été considérée comme l'antagoniste de la morphine et on a dit que 3 milligrammes d'atropine étaient la dose antagoniste de 0 gr. 06 de morphine.

II. TRAITEMENT INTERNE. — A l'intérieur, administrer du café très fort, soit en infusion, soit en lavements.

MALADIE D'ADDISON.

Potain.

I. Traitement interne. — Proscrire l'huile de foie de morue et le bromure potassique.

II. Traitement externe. — Conseiller l'hydro-thérapie.

MÉNINGITE CÉRÉBRO-SPINALE ÉPIDÉMIQUE.

Dieulafoy.

I. Traitement prophylactique. — Isoler les malades, éloigner les enfants, les jeunes soldats qui sont plus que d'autres prédisposés à subir les atteintes du mal.

II. Traitement médical. — L'opium à hautes doses, les injections de morphine, les préparations de chloral donnent de bons résultats.

MERCURIALISME (1)

Constantin Paul.

Tremblement mercuriel. — Les courants faradiques et les courants continus échouent d'une façon presque constante.

Le *bain galvanique*, très différent du bain électrique, consiste à faire traverser par un extra-courant un bain d'eau ordinaire contenue dans une baignoire isolante.

(1) Voyez *Hydrargyrisme*, p. 138.

On y plonge le malade. L'appareil est disposé de telle sorte que le pôle positif soit aux pieds du malade ; de cette manière, l'extra-courant assez faible, mais doué d'une grande tension, traverse le corps depuis les pieds jusqu'à la partie moyenne du dos. Le sujet est constamment traversé par des courants interrompus à direction ascendante.

Le trembleur éprouve un calme remarquable pendant toute la durée du bain : le tremblement diminue d'une manière notable.

Après le bain, le tremblement augmente, au contraire, pendant une partie de la journée.

Mais le lendemain, l'effet calmant se produit à nouveau, ainsi que le prouve la modification de son écriture.

Les malades prennent un bain d'une demi-heure tous les deux jours.

Une amélioration véritable commence à se faire sentir vers le sixième bain.

La baignoire où le malade a séjourné ne contient pas trace de mercure. Le courant n'agit donc pas, comme on l'avait soutenu, en qualité d'agent électrolytique déterminant l'élimination du mercure resté dans l'organisme.

Dujardin-Beaumetz.

Tremblement mercuriel. — Prescrire le phosphure de cadmium, à la dose de 16 milligrammes.

Le tremblement mercuriel s'atténue considérablement au bout de trois semaines de traitement.

V. Audhoui.

Tremblement mercuriel. — Employer l'électricité sous forme de courants interrompus.

Se servir aussi de plaques dynamo-dermiques, pour combattre les divers accidents nerveux relevant de l'hydrargyrisme.

Letulle.

Tremblement mercuriel. — Le malade étant étendu sur son lit, on saisit le membre atteint de tremblement, le bras, par exemple, et on applique rapidement sur toute sa hauteur une bande de caoutchouc, en commençant par l'extrémité des doigts et en remontant jusqu'à la naissance de l'aisselle. On obtient ainsi une constriction modérée que l'on continue pendant trois ou quatre minutes; après quoi, la bande est retirée.

L'application de la bande élastique est faite alternativement sur l'un et l'autre membre.

Soit simultanément, soit dans une autre séance, on applique contre le membre un fort aimant, qu'on laisse en contact avec la peau, pendant environ une demi-heure.

Chaque jour on répète la séance.

Dans tous les cas, on a soin d'affirmer au malade que le succès de ce procédé est certain et que la guérison sera infaillible.

MORPHINISME et MORPHINOMANIE.

Hayem.

Il faut distinguer les *morphinomanes* et les *morphiniques*.

1° Les *morphiniques* n'ont, au début, aucun entraînement pour la morphine, et n'y arrivent que par une longue accoutumance.

2° Les *morphinomanes*, essentiellement nerveux, dégénérés, s'y adonnent d'emblée avec ardeur.

H. Rendu.

Ce n'est pas seulement la morphine qui constitue l'obsession, mais la piqûre elle-même devient un besoin.

Quand on remplace la morphine par de l'eau pure, les malades ont à la longue le même désir de piqûre.

Jules Voisin.

Supprimer d'emblée la morphine et la cocaïne, si cette dernière fait partie des habitudes des morphinomanes.

Prescrire du café plusieurs fois par jour, du lait, du bouillon et quatre pilules « destinées à remplacer la morphine »; ces pilules, éminemment suggestives, sont composées de gentiane et de mie de pain. Durant les deux ou trois premiers jours, les malades se plaignent de vomissements verdâtres, quelquefois de diarrhée; ils accusent des douleurs diverses, promptement calmées par l'usage des pilules dont l'influence bienfaisante s'accroît d'un jour à l'autre. Quelques malades réclament instamment ces pilules, qui leur font oublier l'obsession de la morphine.

En huit ou dix jours, la guérison est complète et si l'on voit reparaître quelquefois des troubles digestifs, c'est généralement parce que l'alimentation n'a pas été suffisamment surveillée et qu'elle aura été trop copieuse d'emblée, lorsqu'on supprime le lait. On les évite, en ne revenant que progressivement au régime commun. S'il survient de nouveaux vomissements, ils sont purement alimentaires et non pas verdâtres, comme avant l'élimination du poison.

En cas d'apparition de syncope ou d'autres accidents graves, faire une injection de morphine.

Isoler les malades, résister à leurs caprices.

J. Comby.

Agir vite dans la suppression de la morphine, mais ne pas essayer la suppression brusque et instantanée : en supprimant radicalement et tout d'un coup la morphine, on s'exposerait à une syncope.

Réduire progressivement la quantité de morphine injectée et le nombre des injections.

Donner, tous les jours, une potion contenant :

    Sulfate de spartéine. . . . .   10 centigr.
    Caféine.   50   —
    Benzoate de soude.   50   —

Continuer l'usage de cette potion pendant vingt-cinq jours, jusqu'à la suppression totale de la morphine.

La remplacer alors par trois pilules contenant chacune :

    Sulfate de quinine. . . . .   10 centigr.
    Digitale.   5   —

Panser à l'iodoforme les abcès ouverts ; inciser ceux qui se sont formés récemment ; surveiller ceux qui sont en formation.

J. Chéron.

Remplacer les injections de morphine par des injections de bromhydrate de quinine à 1 gramme pour 10.

MORSURES DE VIPÈRES.

Henri Huchard.

Le permanganate de potasse (Lacerda, Kaufmann)

et l'acide chromique (Kaufmann) sont de bons antidotes contre le venin de la vipère.

Kaufmann a fait construire une trousse portative contre les morsures.

Voici les instructions à suivre dans ce cas :

I. TRAITEMENT EXTERNE. - 1° Aussitôt après l'accident, bien sucer la plaie et cracher après chaque succion ;

2° Pratiquer une ligature au-dessus de la plaie ;

3° Avec la lancette de la trousse, inciser assez profondément chaque piqûre. Presser le pourtour pour faire saigner et expulser le venin. Sucer encore énergiquement la plaie ;

4° Laisser tomber dans chaque piqûre, agrandie par l'incision, II ou III gouttes d'une solution aqueuse à 1 pour 100 d'acide chromique ou de permanganate de potasse.

5° Renouveler les applications du liquide trois ou quatre fois dans la journée.

II. TRAITEMENT INTERNE. — A l'intérieur, lait tiède additionné de rhum ou de bonne eau-de-vie.

S'il survenait un peu de faiblesse, faire boire un peu de bon vin ou une infusion excitante avec du rhum ou du cognac.

Contre l'adynamie, pratiquer des injections sous-cutanées d'éther ou de caféine.

MORVE et FARCIN.

Dieulafoy.

I. PROPHYLAXIE. — Isoler et abattre les chevaux atteints de morve ou de farcin. Enfouir leurs cadavres profondément.

II. TRAITEMENT. — Toute écorchure suspecte sera immédiatement cautérisée au fer rouge.

MYXŒDÈME.

Charcot.

I. TRAITEMENT INTERNE. — Toniques : sirop
'iodure de fer, huile de foie de morue.
Prescrire :

> Teinture d'iode. . , ...   V gouttes

A prendre, deux ou trois fois par jour dans un peu
d'eau.
II. TRAITEMENT EXTERNE. — Bains sulfureux.
Massage.
III. HYGIÈNE. —Conseiller un climat doux, tem-
péré.
Régime lacté, suivi avec persévérance.

NICOTINISME.

Dujardin-Beaumetz.

Nicotinisme aigu. — I. TRAITEMENT INTERNE. —
Acide tannique, 2 grammes dans de l'eau.
Noix vomique, 1 gramme par la bouche, ou mieux,
injection hypodermique de 0 gr. 10 de la solution suivante :

> Nitrate de strychnine. . . . .   0 gr. 05
> Eau distillée bouillie . . . .   10 —

Alcool, champagne, éther chlorhydrique.
II. TRAITEMENT EXTERNE. — Frictions énergiques.

OBÉSITÉ.

Ch. Bouchard.

Régime. — Dans les cas où il est nécessaire d'agir vite, prescrire comme seule alimentation pour vingt-quatre heures :

        Lait.............................. 1 lit. 25
        Œufs.............................. N° 5

répartis en cinq repas, de manière à ne pas laisser trop longtemps l'estomac crier famine.

Le patient ne doit prendre aucun autre aliment, aucune autre boisson.

Il faut continuer ce régime vingt jours sans interruption.

Mais ce régime est difficilement accepté par les malades, bien qu'il détermine très rapidement la diminution du poids.

Cette alimentation a pour effet une constipation extrême; quelques laxatifs ou lavements évacuants y remédieront.

Les premiers jours, l'obèse, réduit à cette alimentation insuffisante, éprouve des sensations de vide dans l'estomac, de délabrement, des vertiges, quelquefois des faiblesses.

Mais, s'il a assez d'énergie pour franchir cette première phase, il s'accoutume à ce nouveau mode d'alimentation et se trouve encouragé à persévérer parce qu'il se sent déjà débarrassé de certaines incommodités qu'il avait avant d'entreprendre ce traitement : telles qu'un catarrhe bronchique ou gastrique, un flux nasal ou leucorrhéique, une hyperhydrose ou une séborrhée, de la dyspnée.

La perte de poids est en moyenne de 300 à 350 grammes par jour, 6 à 7 kilos en vingt jours.

Cette période terminée, on remet pendant plusieurs semaines l'obèse à une alimentation plus variée, tout en réglant avec parcimonie la quantité de boisson, et avec précision la nature et le poids des aliments.

Germain Sée.

I. Régime. — 1° *Boissons.* — L'eau améliore la nutrition, ce qui est à rechercher dans l'obésité : laisser le malade s'abreuver à son aise.

Si le malade boit à ses repas, il prendra à chacun d'eux un verre et demi de vin rouge ou blanc (soit 300 gr.) coupé avec une eau alcaline ; s'il ne boit que deux heures après, la quantité de liquide pourra être plus grande.

Il y a des boissons nuisibles aux gens gras : la bière, les alcools, les vins liquoreux, les liqueurs, l'eau-de-vie, les eaux minérales.

Les boissons les plus utiles sont les liquides théiques et caféiques. Préférer le thé, qui sera pris à une température élevée : la graisse est précipitée dans l'intestin et la digestion accélérée.

2° *Aliments.* — Repousser les aliments aqueux, tels que la soupe.

Sont autorisés les œufs, le poisson, la viande (250 à 300 gr. par jour), la graisse neutre (100 à 120 gr.), les légumes verts et les fruits.

Réduire au minimum les féculents (300 à 400 gr.) et le sucre.

Le pain doit être très léger et composé surtout de croûte ; jamais de pâtisserie.

3° *Exercices physiques.* — Exercices musculaires, mais pas d'équitation.

La gymnastique de chambre est souvent à prescrire ; certains exercices, tels que celui dit *du mur*, conviennent surtout aux personnes qui ont le ventre fort. Le sujet se met debout contre un mur, en s'appuyant fortement contre la surface, puis il élève ses bras au-dessus de sa tête, en les maintenant étendus et en leur faisant décrire une demi-circonférence d'avant en arrière. Cet exercice développe les muscles abdominaux et maintient les parois du ventre.

II. TRAITEMENT EXTERNE. — Hydrothérapie au choix, sudations, bains de vapeur, bains chauds.

III. TRAITEMENT INTERNE. — Iodures à très petites doses, eaux chlorurées sodiques.

Dieulafoy.

I. RÉGIME. — Défendre le sucre, les mets sucrés, les boissons prises au repas, l'alcool et la bière. On peut autoriser le café et le thé.

II. TRAITEMENT EXTERNE. — Prescrire le massage, les frictions sèches, les exercices physiques, toutefois en évitant le surmenage.

III. TRAITEMENT INTERNE. — Si le régime et le traitement externe ne suffisent pas, on y joint l'usage de l'iode et des préparations iodurées, telles que l'iodure de potassium, des purgatifs répétés et des alcalins.

IV. TRAITEMENT PAR LES EAUX MINÉRALES. — Conseiller les eaux de Marienbad, de Kissingen, de Montmirail, de Brides.

Dujardin-Beaumetz.

I. TRAITEMENT EXTERNE. — Après avoir examiné l'état du cœur et de la circulation avec le plus grand soin, établir le traitement suivant :

Chaque matin, faire sur le corps une lotion avec une éponge trempée dans de l'eau tiède additionnée d'eau de Cologne.

Friction sèche énergique, après la lotion.

Massage.

II. TRAITEMENT INTERNE. — 1° Prendre chaque matin un verre à Bordeaux d'eau de Rubinat, de Carabaña ou de Villacabras.

2° A la fin de chaque repas, prendre une cuillerée à soupe de la solution suivante :

Iodure de potassium.......... 15 gr.
Eau distillée............... 250 —

III. RÉGIME. — 1° *Aliments*. — Suivre rigoureusement le régime suivant :

Premier repas : petit déjeuner, léger, à 8 heures :

Une tablette de chocolat.

20 grammes de pain (flûte de Peters).

Deuxième repas : déjeuner, à midi :

50 grammes de pain.

Deux œufs ou 100 grammes de viande.

100 grammes de légumes verts, ou de salade.

15 grammes de fromage.

Fruits à discrétion.

Un verre et demi de liquide (vin blanc léger, coupé d'eau de Vichy).

Troisième repas ; dîner, à 7 heures :

Pas de soupe.

50 grammes de pain.

100 grammes de viande.

100 grammes de légumes verts, ou de salade.

15 grammes de fromage.

Fruits à discrétion.

Un verre et demi de boisson (vin blanc, coupé d'eau de Vichy).

Suppression du café, du thé, de l'eau-de-vie, des liqueurs.

Défense absolue de boire entre les repas.

2° *Exercices physiques*. — Exercices corporels et

entraînement progressif en plein air, appropriés à la force du sujet.

Massage et bains chauds.

Descroizilles.

Prescrire :

Iode......................................	2 gr.
Iodure de potassium.............	2 —
Eau.......................................	200 —

Deux ou trois cuillerées à bouche par jour.

Albert Robin.

I. Régime. — Régime habituel : 300 à 400 grammes de viande, 100 grammes de légumes verts, 100 à 150 grammes de pain.

Faire boire les malades, suivant les indications de l'analyse des urines.

Il y a deux catégories d'obèses :

Les uns éliminent beaucoup d'azote ; ce sont les *obèses par excès* ; ils peuvent boire beaucoup.

Les autres ne rendent que peu d'azote ; ce sont les *obèses par défaut* ; ils doivent subir la diète des liquides.

II. Traitement. — La balnéation chlorurée sodique, avec son pouvoir d'élever le coefficient d'oxydation, conviendra aux obèses par défaut de désassimilation, qu'elle fera maigrir plus ou moins, mais elle n'aura nul effet sur les obèses par excès.

Le Gendre.

Commencer le traitement de l'obésité, en produisant un mouvement rapide de dénutrition par une cure de réduction, par un régime alimentaire, insuffisant comme quantité, mais qui représente les proportions normales d'azote, d'hydrocarbures et de sels utiles à la bonne constitution des éléments anatomiques. Les deux types d'aliments complets : le lait et les œufs, répondent admirablement à ce desideratum, pourvu qu'ils ne soient pas pris en quantité suffisante pour représenter la ration d'entretien.

OREILLONS.

Ch. Bouchard.

Prescrire :

Acide phénique	50 centigr.
Sulfate de quinine	2 gr.
Acide salicylique	2 —
Rhum	125 —

Faire dissoudre. Donner cette potion, en huit doses, d'heure en heure.

Letulle.

Dacryadénite ourlienne. — Calmer la douleur et prévenir le développement d'une conjonctivite infectieuse.

Les fomentations chaudes, les collyres astringents et résolutifs, les lavages fréquents et répétés à l'eau boriquée et à l'eau de guimauve sont employés avec succès.

Dans les cas les plus intenses, une saignée locale (sangsues, scarifications) soulagera le malade.

PALUDISME ou MALARIA (1).

Potain.

I. Traitement externe. — Les moyens qui agissent, agissent sur le système nerveux.

Prescrire l'hydrothérapie.

(1) Voyez *Fièvres intermittentes*, p. 79.

II. Traitement interne. — Ensuite, s'il y a des accès, employer le sulfate de quinine, qui, administré dans les cas relativement récents, agit bien. Le donner un certain temps avant l'accès, de manière à agir au moment où il va apparaître.

Le sulfate de quinine a peut-être une action comme parasiticide, mais il en a surtout une sur le système nerveux.

La rapidité d'absorption varie avec le mode d'administration.

Il y a d'abord la *voie stomacale*, par laquelle l'absorption est plus ou moins rapide, suivant l'état de vacuité ou de plénitude de l'estomac.

En second lieu, la *voie rectale*.

Puis la *voie hypodermique*.

Et enfin comme plus rapide encore, la *voie trachéale*.

III. Traitement général. — Prescrire le fer et l'arsenic, pour réhabiliter l'organisme.

Ch. Bouchard.

Prescrire la quinine à la fin de l'accès intermittent; c'est le moyen d'agir sur l'accès à venir.

Jaccoud.

Anémie palustre. — Le début réel de l'accès n'est pas le même que le début marqué par le frisson, et il le précède de quelques heures. C'est ce que démontrent les principes de l'urologie.

En tenant compte de ce fait que la quinine ne produit son maximum d'effet que six heures après son administration, on doit l'administrer non pas dix heures avant le début apparent de l'accès, mais six heures avant le début réel.

Dans la *fièvre quotidienne*, le début réel précède le début apparent, marqué par le frisson, de deux heures. On devra donc donner le médicament huit heures avant l'heure supposée de l'accès apparent.

Dans la *tierce*, le début réel par rapport au début apparent est en avance de quatre à six heures ; il faut donc donner la quinine donze heures avant l'accès.

Dans la *quarte*, le début réel précède le début apparent de huit à douze heures ; on devra donc administrer la quinine dix-huit heures avant le moment connu du frisson.

Durant la première période d'accalmie, on doit donner la quinine la veille du jour où l'accès aurait eu lieu si la fièvre persistait. Dans l'état d'infection latente, c'est le quinquina en extrait qu'il faut ordonner, à la dose de 4 grammes.

Plus tard, on peut associer au quinquina du tartrate ferrico-potassique, à la dose de 40 centigrammes. Inutile d'en donner plus, il ne serait pas absorbé. Ce sel ne fatigue pas l'estomac et ne donne pas de constipation.

Faire suivre ce traitement durant deux mois environ.

Puis vient le moment d'y joindre l'hydrothérapie et l'acide arsénieux,

Dieulafoy.

Fièvres continues palustres. — Les injections sous-cutanées d'acide phénique peuvent constituer un succédané de la quinine.

Prescrire :

N° 1. Acide phénique cristallisé en
neige........................ 0 gr. 50
Eau distillée.............. } áá 1 —
Alcool.....................

N° 2. Cédrine...................... 0 gr. 004
      Eau distillée............... 2 —

Injecter par jour de X à XX gouttes.

Lancereaux.

I. ACCIDENTS DE LA PREMIÈRE PÉRIODE. — La quinine est un merveilleux médicament, à la condition de l'employer à doses massives. Il vaut mieux l'employer, avant l'accès, quand on le peut, mais ce qui importe surtout, c'est de ne pas fractionner les doses. Il faut donner 1 gramme, 2 grammes, et plus si l'accès est pernicieux, et quelle que soit la dose, la faire prendre en une seule fois ou en deux, après un intervalle de temps très court, le matin ou le soir.

La quinine ne doit pas être suspendue immédiatement après la disparition des accès fébriles. On doit la continuer au moins dix à quinze jours.

Les sels quiniques, qui ne combattent que les manifestations et non l'agent pathogène du paludisme, ne peuvent modifier que les accidents fluxionnaires de la première phase.

II. ACCIDENTS DE LA DEUXIÈME PÉRIODE. — Par contre, l'efficacité des sels quiniques est nulle contre les accidents matériels de la seconde période (lésions scléreuses du foie, de la rate ou des poumons).

C'est alors à l'iodure de potassium, à l'hydrothéradie et au régime qu'il faudra avoir recours.

Cirrhose paludique. — Le régime lacté est prescrit avec autant d'avantages dans la cirrhose paludique que dans la cirrhose alcoolique.

Jules Simon.

Paludisme chez l'enfant. — I. MODES D'ADMINIS-

TRATION DE LA QUININE. — Le sulfate de quinine est parfois accepté par les enfants un peu grands, en le mélangeant de poudre de réglisse, en le dissolvant dans du café noir, du sirop d'écorces d'oranges amères, et en l'administrant en petits cachets.

A partir de huit ans, presque tous les enfants acceptent la potion suivante :

Sulfate de quinine............	0 gr. 50
Eau......................	100 —
Acide sulfurique............	1 goutte
Sirop de codéine............	5 à 10 gr.
— tartrique............	Q. S.

Mais au-dessous de huit ans, le mieux est de prescrire de très petites pilules argentées, d'un centigramme chacune, données dans des confitures.

On peut aussi donner les lavements de quinine, en doublant la dose qui serait prescrite par la voie buccale.

Dans les cas graves, on n'hésiterait pas à faire des injections sous-cutanées.

II. Doses de la quinine suivant les ages. — 1° *Enfant de moins d'un an.* — Donner des doses de sulfate de quinine variant de 5 à 15 centigrammes, dans un lavement additionné de 1 goutte de laudanum de Sydenham.

Faire en même temps pratiquer aux aisselles et aux aines des frictions avec une pommade composée de sulfate de quinine et de coldcream à parties égales.

2° *Enfant de deux ans.* — La dose de quinine donnée en lavement atteindra 20 centigrammes.

3° *Enfant de deux à quatre ans.* — Donner soit 20 centigrammes par la bouche, en vingt petits granules, soit 40 centigrammes en lavement.

En cas d'accès violent, donner, après cette première dose, 5 centigrammes d'heure en heure, jusqu'à l'ivresse quinique.

4° *Enfant au-dessus de quatre ans.* — Donner par la voie buccale des doses de 30 à 40 centigrammes.

Comme chez l'adulte, l'emploi du médicament est prolongé quatre ou cinq jours après que tout accès a disparu.

Laveran.

I. TRAITEMENT PAR LA QUININE. — La quinine est au premier rang des remèdes proposés.

Il suffit de deux ou trois doses de quinine pour couper une fièvre intermittente ordinaire, mais la fièvre reparait souvent au bout de sept ou huit jours.

Après avoir coupé une première fois la fièvre, il faut donc, six ou sept jours après le dernier accès, reprendre le traitement. Ainsi, il ne suffit pas de couper la fièvre, avec deux ou trois doses de quinine, comme on en a trop souvent l'habitude, et d'attendre une rechute pour reprendre le traitement. Il faut, pour prévenir cette rechute, avoir recours aux traitements successifs, sans quoi on ne parvient qu'à supprimer quelques accès ; les parasites, arrêtés un instant dans leur développement, repullulent bientôt et tout est à recommencer.

1° *Mode d'administration à l'intérieur.* — Voici la manière de l'administrer :

a) Prendre, les premiers jours, 1 gr. 50 de sulfate de quinine.

Il peut y avoir avantage à donner la quinine au début des accès, car c'est à ce moment que les éléments parasitaires circulent en plus grand nombre dans le sang. En tout cas, la quinine doit être administrée pendant l'accès pernicieux, et dans ces conditions, elle ne produit jamais d'accident.

b) Du 3° au 8° jour, chaque jour, 0 gr. 60 à 0 gr. 8 0 de sulfate de quinine.

c) Du 9e au 15e jour, se reposer et ne prendre que du vin de quinquina.

d) Du 15e au 20e jour, prendre de nouveau et sans attendre le retour de la fièvre, 0 gr. 60 à 0 gr. 80 de sulfate de quinine par jour. Continuer le vin de quinquina.

e) Du 20e au 25e jour, interrompre le sulfate de quinine et continuer le vin de quinquina.

f) Du 25e au 30e jour, reprendre encore du sulfate de quinine, 0 gr. 60 à 0 gr. 80 par jour, et du vin de quinquina.

Continuer ensuite le vin de quinquina, pendant un mois au moins.

Si, pendant le cours du traitement, il y a une rechute de fièvre, refaire un traitement complet.

Le type de la fièvre ne parait pas devoir modifier sensiblement la formule du traitement.

2° *Injections hypodermiques.* — Le chlorhydrate de quinine est, en raison de sa solubilité, le meilleur sel de quinine que l'on puisse employer pour les injections hypodermiques. C'est à lui qu'il faut donner la préférence.

3° *Action de la quinine sur les parasites.* — Les sels de quinine guérissent les fièvres palustres, en tuant les parasites qui existent dans le sang.

On sait depuis longtemps qu'il suffit d'ajouter à un liquide renfermant des infusoires en grand nombre un peu de quinquina, pour voir disparaître tous les infusoires; les algues, au contraire et les champignons se développent en général très bien dans les solutions des sels de quinine, ce qui jusqu'ici n'avait pas empêché tous les auteurs de conclure à l'existence de germes de nature végétale, comme cause de paludisme.

Les parasites qui se trouvent dans le sang des individus atteints de paludisme appartiennent au règne animal, ce qui permet de comprendre l'éfficacité des sels de quinine.

Les éléments parasitaires du sang disparaissent rapidement sous l'influence de la médication quinique ; on peut, du reste, constater directement l'action des sels de quinine sur les parasites, en mélangeant une goutte de sang qui renferme des éléments parasitaires, avec une goutte d'une solution ᵗaible de sulfate de quinine ; les mouvements des grains pigmentés et ceux des filaments mobiles disparaissent rapidement, et l'on n'observe plus que des formes cadavériques des éléments parasitaires.

Pourquoi, malgré l'emploi du sulfate de quinine, les récidives de fièvre intermittente sont-elles si communes ? Il est probable que le sulfate de quinine, qui tue rapidement les animalcules arrivés à l'état adulte, agit beaucoup moins efficacement sur les germes enkystés de ces parasites.

II. Prophylaxie. — Éviter les fatigues, les insolations, les excès de toutes sortes ; faire bouillir l'eau potable.

Henri Huchard.

Cachexie palustre. — Prescrire :

Extrait de quinquina	20 gr.
Teinture de cannelle.	15 —
— d'écorces d'oranges amères. ...	25 —
Vin de Lunel.	150 —

Filtrer ; donner un verre à liqueur avant chaque repas.

S'il y a de la constipation, remplacer la teinture de cannelle par la teinture de rhubarbe, à la dose de 10 grammes.

De Beurmann.

Si le malade avale ou tolère difficilement les doses élevées de quinine, administrer la quinine par la voie sous-cutanée :

    Bichlorhydrate de quinine. . . . . . .   5 gr.
    Eau distillée . . . .   Q. S. p. 10 c.c.

Cette solution doit être claire.

A la condition d'enfoncer l'aiguille profondément, de se servir d'une aiguille et d'une seringue rendues aseptiques, l'injection est tolérée sans escarre et sans abcès.

Dans les formes graves, injecter d'emblée à la région fessière deux seringues de la solution.

POISONS.

Premiers secours contre un poison inconnu. — I. SYMPTOMES GÉNÉRAUX. — Saveur âcre, brûlante, à la bouche, à l'estomac; vomissements pénibles, quelquefois sanguinolents ; besoin d'uriner et gêne pour y satisfaire : douleur à la gorge, à l'estomac, dans le ventre; soif ardente, somnolence, abattement; mouvements convulsifs, sueurs froides, démangeaisons à la peau.

Dans beaucoup de cas, l'odeur caractéristique du poison le fera reconnaître.

II. TRAITEMENT GÉNÉRAL — Il faut chercher : 1° à évacuer le poison non encore absorbé ; 2° à neutraliser le poison absorbé.

1° *Évacuation ou expulsion du poison.* — Employer les vomitifs, les purgatifs.

Si les vomissements ont lieu naturellement, on les facilite au moyen de boissons tièdes en abondance.

S'il n'y a que des envies de vomir, on donne un

vomitif (émétique : 10 à 15 centigr., ou ipécacuanha : 1 gr. dans un verre d'eau tiède, à boire en trois ou quatre fois, à cinq minutes d'intervalle). Beaucoup d'eau tiède non sucrée, le chatouillement de la luette peuvent aussi provoquer les vomissements.

Si l'empoisonnement remonte à quelques heures, il est plus que probable qu'une partie du poison a déjà pénétré dans les intestins, et alors ce n'est plus seulement un vomitif qu'il faut donner, mais un vomitif et un purgatif. Dans ce cas, 10 centigrammes d'émétique, mêlés à 30 grammes de sulfate de soude ou de magnésie, et dissous dans un demi-litre d'eau, conviendront parfaitement. Si l'on n'a pas de purgatif, on donnera un quart de lavement avec addition de deux cuillerées de sel de cuisine.

2o *Neutralisation du poison.* — Elle réclame des connaissances chimiques particulières et l'intervention prompte d'un médecin. Toutefois, en leur absence, et en les attendant, il est certaines substances que l'on peut toujours administrer avec chance de réussite. L'eau albumineuse ou eau de blancs d'œufs et la magnésie délayée dans l'eau, sont les contre-poisons les plus faciles à se procurer (une ou deux cuillerées à café de magnésie, délayée dans un verre d'eau), à boire en trois ou quatre fois, à cinq minutes d'intervalle. On peut aussi faire bouillir une cuillerée à café d'amidon, dans un litre d'eau.

Acides acétique (*vinaigre*), azotique, chlorhydrique, citrique, oxalique, ou sel d'oseille, phosphorique, sulfurique, tartrique. — TRAITEMENT. — Faire boire beaucoup d'eau de blancs d'œufs tiède, de l'eau à la magnésie, ou de l'eau de savon (15 gr. de savon blanc pour 2 litres d'eau tiède); délayer des cendres dans de l'eau et avaler immédiatement; faire boire du lait.

Acide cyanhydrique ou prussique. — TRAITE-

MENT. — Inhalations de liqueur de Labarraque, d'eau de javelle ou d'ammoniaque. Faire respirer des compresses d'eau chlorée. Affusions froides sur la tête, la nuque, le dos. Faire vomir. Infusion de café.

Acide sulfhydrique.—Voir *Fosses d'aisances*, p. 169.

Aconit. — TRAITEMENT. — Faire vomir avec l'émétique (10 centigr. pour un demi-litre d'eau), l'ipécacuanha (1 gr.); chatouiller la luette.

Alcali, Ammoniaque. — TRAITEMENT. — Faire boire de l'eau vinaigrée (vinaigre : trois cuillerées à bouche pour un litre d'eau), limonade au citron, eau de blancs d'œufs, lait.

Allumettes phosphoriques. — TRAITEMENT. — Faire vomir (10 à 15 centigr. d'émétique dans un verre d'eau) : eau de blancs d'œufs : boissons aqueuses abondantes, dans lesquelles on mettra quelques cuillerées à café de magnésie anglaise. Pas d'huile.

Ammoniaque. — Voir *Alcali*, p. 167.

Angusture. — TRAITEMENT. — Le même que pour l'aconit.

Aniline. — Voir *Benzine*, p. 168.

Antimoniaux. — TRAITEMENT. — Prescrire le tannin, les décoctions concentrées de noix de galle, de quinquina, d'écorce de chêne.

Arsenic. — TRAITEMENT. — Faire vomir; eau à la magnésie ; boissons émollientes et diurétiques en grande quantité, hydrate de peroxyde de fer en gelée, à la dose de 4 à 10 grammes, dans une tasse d'eau sucrée, toutes les dix minutes.

Belladone. — TRAITEMENT. — Faire vomir avec l'émétique (5 à 10 centigr. dans un demi-verre d'eau), l'ipécacuanha ; chatouillement de la luette. Si le poison a eu le temps de descendre dans l'intestin, on fera boire la solution d'émétique (0 gr. 05) et de sulfate de soude (20 gr.) pour un demi-litre d'eau ; boissons acidulées, limonade au citron. Café, vin.

Benzine, Aniline. — TRAITEMENT. — Faire vomir de suite; frictions sèches ou alcooliques sur les côtés de la poitrine.

Brôme. — TRAITEMENT. — Légère décoction d'amidon.

Camphre. — TRAITEMENT. — 1° Faire vomir immédiatement, 2° insuffler de l'air dans les poumons pour éviter l'asphyxie; 3° faire boire de la décoction de quinquina.

Cantharides. — TRAITEMENT. — Eau de graines de lin en quantité; bains prolongés, potion camphrée, injections mucilagineuses dans la vessie.

Champignons. — TRAITEMENT. — 1° Prescrire un prompt et puissant vomitif (0 gr. 10 d'émétique dans un demi-litre d'eau); puis un purgatif, pour chasser tout ce qui reste du poison. Plus tard, on donne une forte infusion de café noir, quelques gouttes d'éther sur du sucre.

2° Il faut éviter l'eau vinaigrée, qui rendrait plus active l'action interne du poison.

Chlore. — TRAITEMENT. — S'il a été respiré, gargarismes émollients; s'il a été avalé, eau de blancs d'œufs (une douzaine); lait en abondance.

Chloroforme et éther. — TRAITEMENT. — 1° Quand il y a eu *absorption* de ces deux produits à l'état liquide, prendre un vomitif, faire asseoir le malade, puis insuffler de l'air dans les poumons, introduire le doigt dans la bouche, essayer de soulever l'épiglotte, afin que l'air puisse pénétrer dans la trachée-artère,

2° Quand l'empoisonnement est produit par l'*aspiration* du chloroforme ou de l'éther: frictions sur le thorax.

Avoir soin de ne pas donner de vomitif ni de boisson jusqu'à ce que la respiration soit établie.

Ciguë. — TRAITEMENT. — Le même que pour la belladone (p. 167).

Colchique et coloquinte. — TRAITEMENT. — Faire vomir en titillant la luette ; donner l'eau albumineuse en grande abondance ; conseiller le lait.

Couperose. — Voir *Sulfate de fer*, p. 171.

Crevettes. — Voir *Moules*, p. 170.

Datura et digitale. — TRAITEMENT. — Comme pour la belladone, p. 167.

Eau de Javelle. — TRAITEMENT. — Faire vomir. Eau de blancs d'œufs (une douzaine dissous dans l'eau) et lait en abondance.

Eau de laurier-cerise. — Voir *Acide prussique*, p. 166.

Ellébore. — TRAITEMENT. — V. *Belladone*, p. 167.

Émétique. — TRAITEMENT. — Faciliter le vomissement par l'ingestion d'une quantité considérable d'eau albumineuse, puis faire boire la décoction de quinquina. Si les vomissements ne se produisent pas, on les provoquera en chatouillant la luette.

Éther. — Voir *Chloroforme*, p. 168.

Euphorbe. — Voir *Colchique*, p. 169.

Fève Saint-Ignace. — Voir *Noix vomique*, p. 170.

Foie de soufre. — TRAITEMENT. — Faire vomir, puis eau de blancs d'œufs.

Fosses d'aisances. — Cet empoisonnement a lieu surtout chez les ouvriers vidangeurs et égoutiers.

TRAITEMENT. — Fumigations de chlore ou d'eau chlorée ; mettre le malade au grand air ; pratiquer la respiration artificielle ; faire respirer de l'ammoniaque.

Huîtres. — Voir *Moules*, p. 170.

Iode. — TRAITEMENT. — Eau de blancs d'œufs en abondance ; eau d'amidon (une cuillerée à bouche que l'on fera bouillir dans 1 litre d'eau) ; lavements d'amidon.

Jusquiame. — TRAITEMENT. — Le même que pour le laudanum (p. 170).

Laudanum. — TRAITEMENT. — Il exige l'emploi

rapide des vomitifs (émétique : 0 gr. 10 à 0 gr. 25 dans un verre d'eau fraîche ou tiède). A défaut de pompe stomacale pour vider l'estomac, on chatouillera le fond de la gorge ; quand le malade aura vomi, on combattra le poison qui sera resté, à l'aide de la décoction de noix de galle (1 gr. pour un verre), de café en abondance. Puis, quand on supposera que tout le poison a été rendu, on fera boire de l'eau acidulée avec du jus de citron ou du vinaigre. On empêchera le malade de dormir.

Laurier-cerise. — Voir *Acide prussique*, p. 166.

Mercuriaux. — TRAITEMENT. — Faire vomir ; eau albumineuse, ou mieux persulfure de fer hydraté, qui est un antidote de la plupart des poisons métalliques.

Morelle et morphine. — Voir *Laudanum*, p. 170.

Moules, crevettes, huîtres. — TRAITEMENT. — Faire vomir ; boissons très abondantes ; infusions chaudes aromatiques, grogs à l'eau-de-vie ; quelques gouttes d'éther.

Nitrate d'argent ou pierre infernale. — TRAITEMENT. — Faire vomir ; faire boire de l'eau salée (10 gr. de sel pour 1 litre d'eau) ; boissons émollientes.

Noix vomique. — TRAITEMENT. — Faire vomir immédiatement ; insuffler de l'air dans les poumons pour éviter l'asphyxie ; faire boire la décoction de quinquina ; donner des purgatifs.

Opium (pavot). — Décoction concentrée de noix de galle, puis forte infusion de café et exercice le plus possible.

Phosphore. — V. *Allumettes phosphoriques*, p. 167.

Potasse. — Voir *Alcali*, p. 167.

Rue et safran. — Voir *Laudanum*, p. 170.

Scille. — Voir *Aconit*, p. 167.

Sels de plomb. — Sulfate de potasse, de soude, de magnésie.

Soude. — Voir *Alcali*, p. 167.

Stramoine. — TRAITEMENT. — Faire vomir, donner du café, du vin.

Strychnine. — TRAITEMENT. — Insufflation d'air dans les poumons pour éviter l'asphyxie; décoction de quinquina.

Sublimé corrosif. — TRAITEMENT. — 1° Faire vomir avec l'ipécacuanha ou par le chatouillement de la luette; donner du lait.

2° Pas de boisson acide.

Sulfate de fer, de cuivre. — TRAITEMENT. — Faire vomir; donner l'eau albumineuse; sucre en grande quantité, lait.

Sulfate de quinine. — TRAITEMENT. — Vin généreux, café.

Sulfate de zinc. — TRAITEMENT. — Lait en abondance.

Tabac. — TRAITEMENT. — Faire vomir; chatouiller la luette; infusion chaude de café à hautes doses et sans sucre.

Vératrine. — TRAITEMENT. — Faire vomir; boire beaucoup d'eau tiède; purgatifs.

Vert-de-gris. — TRAITEMENT. — Faire vomir avec l'émétique ou l'ipécacuanha; donner de l'eau de blancs d'œufs ou même du persulfure de fer hydraté; lait.

Viandes gâtées. — TRAITEMENT. — Faire vomir, au moyen de 5 centigrammes d'émétique, puis donner un purgatif; ensuite mettre X à XIV gouttes d'éther sur du sucre, laudanum VIII à X gouttes, eau vinaigrée et sucrée pour boisson.

Vinaigre. — Voir *Acides*, p. 168.

POURRITURE D'HOPITAL.

Hallopeau.

Les antiseptiques pulvérulents donnent des succès.

Cependant, ils sont loin d'être constants : ainsi la résorcine est inefficace.

Remplacer cette substance par une solution de tartrate ferrico-potassique.

Cette solution doit être concentrée au 1/3 et servir soit en lavage, soit sous la forme de compresse recouvrant le plaie. Les premières applications sont douloureuses : on doit donc faire précéder le pansement par un badigeonnage à la cocaïne. Plus tard, la tolérance s'établit.

Le tartrate ferrico-potassique agit à la fois comme antiseptique et comme astringent. Il stimule la surface de la plaie, la fait bourgeonner, la désinfecte, et, après une amélioration graduelle, produit la cicatrisation.

V. Audhoui.

Cautérisation au fer rouge. Toniques.

PURPURA.

Dieulafoy.

Purpura infectieux. — I. RÉGIME. — Donner une nourriture substantielle composée de viandes, de fruits, de légumes frais; comme boissons, conseiller les boissons vineuses et alcoolisées, la limonade vineuse chargée de jus de citron.

II. TRAITEMENT. — En cas d'hémorragies, prescrire le perchlorure de fer en potion, l'ergot de seigle, l'extrait de ratanhia, l'eau de Rabel.

PUSTULE MALIGNE et CHARBON.

Verneuil.

I. PROPHYLAXIE. — Abattre les animaux charbonneux et enfouir leur cadavre très profondément.

II. Traitement local. — Agir sans perdre de temps. Pratiquer avec la seringue de Pravaz un certain nombre d'injections autour de la pustule, à différentes distances et à différentes profondeurs. Faire ces injections avec une solution d'acide phénique au 1/50 ou avec une solution d'iode au 1/100 :

                Teinture d'iode.................   1 gr.
                Eau.......................... 100 —

X gouttes par injection.

Cautériser la pustule au thermocautère ou avec le sublimé.

III. Traitement général. — Prescrire en outre une médication tonique et reconstituante.

G. Hayem.

I. Traitement externe. — On recouvre la vésicule et la zone inflammatoire avec de l'essence de térébenthine contenant deux à trois grains de sublimé. On laisse sécher cette application, sur laquelle on pose un petit pansement.

Au bout de vingt-quatre heures, si l'escarre n'est pas nettement formée, on répète la même opération.

Enfin, dans les rares cas où le résultat n'est pas obtenu au bout de quatre jours, on fait une incision circulaire au bistouri autour de la pustule et on introduit dans ce sillon sanglant du sublimé en nature.

II. Traitement interne. — Prescrire la quinine et le fer.

RACHITISME.

Germain Sée.

Le chlorure de calcium peut rendre de réels services, en fournissant la chaux nécessaire à la récalcification des os et en même temps en agissant comme tonique général.

Tillaux.

L'ostéoclasie instrumentale présente l'inconvénient d'exiger un appareil coûteux, qui est assez compliqué et que le praticien n'a pas toujours à sa disposition. De plus, cette méthode n'offre pas la régularité, la correction de l'ostéotomie.

L'ostéotomie permet de préciser absolument l'acte opératoire.

Aussi, sans repousser l'ostéoclasie qui a fait ses preuves, j'estime que l'avenir appartient plutôt à l'opération rivale.

Jules Simon.

Avoir toujours comme objectif principal de maintenir le bon état des voies digestives.

Prescrire les préparations d'iodure de fer et iodotanniques, la noix vomique et la gentiane, avec de petites doses de sels de chaux : chlorhydro-phosphate en solution, ou lacto-phosphate de chaux.

Il suffit même de saupoudrer les aliments de phosphate de chaux en poudre, qui deviendra soluble dans le suc gastrique.

Recommander les frictions alcooliques, les bains salés, l'exposition à la brise marine, et à la radiation solaire.

Descroizilles.

Prescrire :
    Nº 1. Iodure de potassium . . . .   4 gr.
        Sirop   d'écorces   d'orau-
            ges amères . . . . {āā 100 —
        Eau de tilleul. . . . .)

Deux à huit cuillerées à café par jour.

    Nº 2. Teinture d'iode . . . .   1 gr.
        Sirop de gentiane. . . . .   100 —

Deux à dix cuillerées à café par jour.

    Nº 3. Phosphate de chaux . . . .   5 gr.
        Carbonate de soude. . . . .   10 —
        Sucre de lait. . . . .   15 —

En trente paquets : deux à quatre par jour.

J. Comby.

Le traitement du rachitisme ne peut être condensé en une formule unique, applicable à tous les cas. Il doit être avant tout clinique, et s'inspirer de l'âge des enfants, de la diversité des cas.

Le traitement, hygiénique et pharmaceutique, donne des succès, à la condition d'être plus hygiénique encore que pharmaceutique.

I. TRAITEMENT HYGIÉNIQUE. — Si le rachitisme est très léger, l'hygiène suffira.

On rectifiera les erreurs alimentaires, on réglera les tétées des enfants, on rationnera les enfants sevrés, on conseillera le grand air, le séjour à la campagne.

Dans beaucoup de cas, le rachitisme guérit tout seul.

1º *Rachitisme sans complications.* — A tous les enfants qui ont dépassé l'âge du sevrage, qui ne sont pas trop nerveux, qui n'ont ni ophtalmie, ni bronchite, on prescrira :

A. A défaut des instituts spéciaux qui existent à l'étranger, le séjour au bord de la mer, pendant la plus grande partie de la journée, et l'usage des bains de mer de très courte durée ; commencer, s'il y a intolérance, par des bains de mer chauds (de trois à quatre minutes).

B. A défaut de la possibilité de faire un séjour au bord de la mer, des bains salés (2 à 3 kilogr. de sel marin pour chaque bain), durant quinze à vingt minutes, ou des bains d'eaux chlorurées sodiques.

Les rachitiques anémiques se trouveront bien des douches froides.

C. Comme régime, quatre à cinq repas par jour, à des intervalles de trois heures.

Donner des aliments riches en phosphates alcalins et calcaires.

Laitage, œufs, crèmes, soupes aux pâtes, purées de légumes secs, peu ou point de viande, pas de crudités.

Donner le lait comme boisson, mais en quantité modérée.

2° *Rachitisme avec complications.* — Aux enfants qui ont de la bronchite, on ne saurait prescrire les bains.

On les remplacera par des frictions stimulantes avec l'eau-de-vie camphrée, le baume de Fioravanti, l'essence de térébenthine.

Les frictions sèches avec le gant de crin pourront être essayées et réussiront chez les enfants qui ne sont pas trop nerveux ni trop excitables.

Le massage et l'électrothérapie conviennent à ceux qui ont beaucoup d'impotence et dont les muscles semblent atrophiés.

II. Traitement pharmaceutique. — Si le rachitisme est très accusé, si son intensité commande l'intervention du médecin, que faut-il faire ?

1° *Enfants n'ayant pas un an.* — Aux enfants très jeunes, n'ayant pas atteint un an, on ne saurait donner, sans inconvénient, tous les remèdes prescrits habituellement; l'huile de foie de morue, le phosphore seraient mal tolérés et pourraient accroître les désordres digestifs qui font cortège au rachitisme.

On insistera sur le régime lacté, on donnera le phosphate de chaux sous forme de lait phosphaté.

2° *Enfants ayant plus d'un an.* — Quand l'enfant aura dépassé l'âge d'un an, on pourra prescrire :

A. Les phosphates : préférer aux poudres les solutions phosphatiques (chlorhydro et acéto-phosphate de chaux, à la dose de une à trois cuillerées à café par jour) ou bien le lait phosphaté.

B. L'huile de foie de morue, en commençant par une cuillerée à café, pour arriver à cinq et six cuillerées à soupe par jour. On s'arrêtera à la moindre diarrhée.

C. Pendant les chaleurs de l'été, remplacer l'huile de foie de morue par le beurre iodophosphoré, selon la formule suivante, imitée de Trousseau :

Beurre frais.	500 gr.
Iodure de potassium	25 centigr.
Bromure de potassium	1 gr.
Chlorure de sodium.	8 —
Phosphore.	1 centigr.

Dose : 100 grammes par jour, étalés sur du pain.

D. Le phosphore : prescrire l'huile de foie de morue phosphorée :

Huile de foie de morue	1000 gr.
Phosphore.	10 centigr.

Dose : une à trois cuillerées à café, selon l'âge des enfants.

On surveillera l'administration du phosphore, en

ne dépassant pas la dose de 1 milligramme par jour. On peut, sans accident, donner 2 milligrammes, et cela pendant des semaines et des mois; mais il faut se défier du phosphore.

On n'a jamais constaté aucun inconvénient. Cependant, il faut conseiller ces préparations avec une grande prudence.

Pour remplacer l'huile de foie de morue phosphorée, on aurait, au besoin, l'émulsion bien connue de Kassowitz, dont voici la formule :

Phosphore.	1 centigr.
Lipanine.	30 gr.
Sucre blanc pulvérisé.	} àà 15 —
Gomme arabique pulvérisée . . .	
Eau distillée	40 —

Une cuillerée à café par jour.

III. TRAITEMENT CHIRURGICAL. — On n'aura recours à la chirurgie qu'en dernier ressort, après avoir épuisé toute la série des traitements médicaux.

Le redressement manuel des déviations, et en particulier du *genu valgum*, n'est applicable qu'aux enfants très jeunes.

Plus tard, c'est à l'*ostéoclasie* avec appareils qu'on donnera la préférence.

Il faut peu compter sur l'efficacité des appareils orthopédiques.

Le Gendre et A. Broca.

I. PROPHYLAXIE. — Insister pour obtenir l'allaitement exclusif au sein jusqu'à dix mois. Le lait est l'aliment le plus propre à prévenir le rachitisme, parce qu'il est riche en chaux (0 gr. 80 par litre).

Ce serait une erreur de croire qu'il suffit de nourrir uniquement de lait l'enfant pour prévenir le rachilisme; il faut encore que l'enfant n'en soit pas gavé à tort et à travers.

Avant tout, *prévenir la dyspepsie* et la guérir le plus rapidement possible.

Le lait sera donné à heures régulières, assez espacées; la quantité ingérée chaque fois ne sera pas excessive.

Si le lait est trop riche en matières grasses, on fera prendre avant la tétée un peu d'eau alcaline; si l'enfant est au biberon, on coupera le lait.

Si la nourrice a trop peu de lait, on donnera en supplément un peu de lait de vache écrémé ou dilué.

Tout en combattant la diarrhée ou la lientérie, on ne prolongera pas abusivement l'usage des préparations de chaux.

Le sevrage ne sera ni prématuré ni trop tardif. Ce moment venu, on donnera d'abord les œufs, les bouillons, les farines de céréales, le lait phosphaté.

II. Traitement hygiénique. — Le rachitisme confirmé, éviter les déformations qui résultent de l'action des causes extérieures sur les os ramollis. Ne pas exciter l'enfant à marcher, dans la période où ses ses jambes flexibles s'incurveraient graduellement sous son poids; ne pas le porter pendant la plus grande partie du jour assis sur les bras, ni le laisser couché non plus tout le jour dans le décubitus dorsal. Le manier avec précautions et lui éviter toute pression prolongée sur un même point du corps. Grâce à ces soins, on lui fera gagner l'époque de la consolidation du squelette sans trop de déformations.

L'enfant rachitique, une fois sevré, recevra des aliments variés, riches en phosphates, mais faciles à digérer; lait, œufs, poissons bouillis, farines d'orge, d'avoine, de lentilles et de haricots; les graisses animales (huile de foie de morue) peuvent être utiles, à la condition d'être bien digérées.

On exposera l'enfant sur le sable à la brise marine et à la radiation solaire, la tête bien protégée par un chapeau large.

On fera vivre au grand air les enfants qui ne peuvent bénéficier de la cure maritime.

III. TRAITEMENT MÉDICAL. — Comme médicaments, on alternera l'usage du phosphate de chaux en solution chlorhydrique à doses modérées, des phosphates solubles de soude et de potasse, avec l'iodure de fer, les préparations iodo-tanniques.

On peut utiliser pour l'administration des phosphates les injections sous-cutanées de phosphate de soude.

Dans quelques cas, il sera indiqué d'employer l'huile phosphorée.

On fera chaque jour des frictions alcooliques sur tout le corps.

On donnera des bains salés.

IV. TRAITEMENT CHIRURGICAL. — Lorsque la maladie est guérie, combattre les conséquences des déformations par la gymnastique méthodique, l'orthopédie et la chirurgie.

L. Guinon.

TRAITEMENT PAR LE PHOSPHORE. — Prescrire le phosphore, surtout chez les enfants en bas âge, au moment de la poussée dentaire.

La formule la plus simple et la moins chère, celle que l'on doit employer à l'hôpital, est l'huile de foie de morue phosphatée au 10/1000 :

Phosphore........................... 1 centigr.
Huile de foie de morue. .... 100 —

Une cuillerée à café par jour.

Comme le pharmacien ne saurait peser une aussi

petite quantité de phosphore, Kassowitz recommande d'avoir une solution mère concentrée de phosphore (0 gr. 20) dans de l'huile d'amandes douces (100 gr.). 5 grammes de cette solution contiennent 1 centigramme de phosphore et donnent, avec 95 grammes d'huile de foie de morue, la solution au 10/1000.

Quand un enfant ne peut pas ou ne veut pas la prendre, on doit essayer la formule suivante :

Phosphore.........................	1 centigr.
Huile de foie de morue...........	100 gr.
Saccharine........................	5 —
Essence de citron.................	XI gouttes.

Une cuillerée à café par jour.

Si cette forme n'est pas acceptée par l'enfant, prescrire :

Phosphore.........................	1 centigr.
Lipanine...........................	
Huile d'olives	āā 5 gr.

X gouttes par jour.

Cette préparation peut être continuée pendant plusieurs mois.

RAGE.

Dieulafoy.

Laver la plaie, l'agrandir au besoin si elle est anfractueuse, et la cautériser vigoureusement au fer rouge; faire tout cela le plus rapidement possible.

Vaccinations par la méthode Pasteur.

Constantin Paul.

Inoculations de Pasteur.

Inhalations d'oxygène, inspirations de nitrite d'amyle.

Gilbert-Ballet.

I. PROPHYLAXIE. — Abattre immédiatement tout animal enragé et enfermer tout animal soupçonné de rage.

II. TRAITEMENT. — Laver la plaie, l'agrandir, et la cautériser au fer rouge; voilà pour les soins immédiats.

Recourir ensuite à la méthode de Pasteur et au traitement par les vaccinations.

RHUMATISME ARTICULAIRE.

Potain.

Rhumatisme aigu. — Prescrire le salicylate de soude.

Rhumatisme chronique ou goutte asthénique. — I. TRAITEMENT HYGIÉNIQUE. — Éviter les causes morbides (alimentation insuffisante, mouvements fatigants des articulations, froid humide).

Donner une nourriture abondante, un exercice modéré, mais suffisant.

II. TRAITEMENT MÉDICAMENTEUX. — Pendant la période fébrile, et contre les poussées subaiguës, prescrire le salicylate de soude, l'antipyrine ou le sulfate de quinine à doses faibles, mais longtemps continuées. Le salicylate de soude est beaucoup moins efficace ici que dans le rhumatisme articulaire aigu.

Dans la période apyrétique, prescrire deux genres de médications : 1° les *médications internes* ; 2° les *médications externes*.

1o *Médications internes.* — On choisira deux agents thérapeutiques : l'iode et l'arsenic.

a) *Préparations iodées.* — L'iode peut être administré soit sous forme d'iodure de potassium, soit directement à l'état de teinture.

Dans le premier cas, on prescrira 25 centigrammes d'iodure de potassium deux à trois fois par jour; on augmentera les doses jusqu'à faire prendre au malade 1, 2 et même 3 grammes du médicament en vingt-quatre heures. Le traitement devra être continué longtemps.

La teinture d'iode sera prise à raison de X à XX gouttes par jour. La quantité d'iode ainsi ingérée est d'ailleurs assez faible, puisque XX gouttes de teinture ne renferment que 2 centigrammes d'iode.

Si l'on administre l'iode en teinture, prévenir son action irritante sur les voies digestives, en diluant la préparation dans un volume de liquide suffisant. Augmenter la tolérance, en additionnant ce véhicule d'élixir parégorique.

L'action des iodures alcalins est favorisée par leur véhiculation dans une eau minérale alcaline et doit être longtemps continuée.

Dans l'intervalle des poussées rhumatismales, on peut prescrire l'iodure de sodium, à raison de 20 à 60 centigrammes par jour, au moment des repas; ou la teinture d'iode, par prises quotidiennes de X à XX gouttes.

b) *Prépations arsenicales.* — Dans l'intervalle des poussées rhumatismales, on peut administrer à la place des iodiques, spécialement chez les sujets affaiblis, l'arsenic à la dose de 3 à 6 milligrammes par jour.

2o *Médications externes.* — Ce sont les bains et l'électricité.

a) *Bains.* — Les bains devront être donnés avec de grandes précautions pour éviter les refroidissements.

Maintenir autant que possible leur température égale.

A ce point de vue, les sources *thermales* présentent un réel avantage, puisque l'eau y est sans cesse au même degré de chaleur. Il faudra donc toujours préférer la piscine à la baignoire, à moins que de l'eau courante ne circule dans celle-ci. Les bains pourront durer une et deux heures.

Ce n'est pas seulement par leur thermalité, mais aussi par leur composition chimique qu'agissent les eaux minérales naturelles.

Quand le gonflement articulaire est très prononcé, employer les douches sulfureuses.

b) *Électricité.* — L'action de l'électricité ne paraît encore sûrement efficace que contre l'élément douleur de l'affection. Néanmoins, on peut en espérer de nouveaux résultats.

Faire usage des courants continus, par exemple en plongeant le membre dans un bain où l'on fait passer le courant.

Les courants induits peuvent réveiller la tonicité musculaire et enrayer la dénutrition des fibres.

Germain Sée.

Rhumatisme aigu. — Le salicylate de soude rend de réels services. Donner en vingt-quatre heures 5 à 8 grammes de salicylate de soude, pris en plusieurs fois. Suivre cette médication pendant plusieurs jours, et diminuer progressivement les doses, dès que l'amélioration se manifeste.

On peut encore donner l'antipyrine, à la dose de 2 grammes par jour, associée au salicylate.

Rhumatisme chronique. — Le salicylate de soude donne, dans le rhumatisme chronique, de très bons résultats.

Ch. Bouchard.

Rhumatisme aigu. — Associer au salicylate de soude le bicarbonate de soude, à la dose de 10 grammes par jour.

Jaccoud.

Rhumatisme aigu.—I. TRAITEMENT PAR LE TARTRE STIBIÉ. — Prescrire les doses modérées de tartre stibié; soit 40 centigrammes, sans opium s'il faut obtenir la purgation, avec opium s'il convient de calmer et d'établir la tolérance.

Prescrire, comme correctif, 4 grammes d'extrait de quinquina.

II. TRAITEMENT PAR LA DIGITALE. — Si le tartre échoue, recourir à la digitale :

Poudre de digitale. . . . .   0 gr. 60
Eau filtrée . . . .   30 —

III. TRAITEMENT PAR LE BIBROMHYDRATE DE QUININE. — Si le tartre et la digitale échouent, utiliser le bibromhydrate de quinine, à la dose de 150 centigrammes en trois prises, soit 50 centigrammes le matin, 50 centigrammes à midi, 50 centigrammes le soir, à 5 heures.

IV. TRAITEMENT EXTERNE. — Appliquer des vésicatoires aux genoux, pour ramener une fluxion aux articles. Cette métastase du rhumatisme dégage les viscères et amende l'état fébrile.

Rhumatisme viscéral. — I. TRAITEMENT PAR LE TARTRE STIBIÉ. — Le salicylate de soude n'a aucun effet favorable contre les manifestations viscérales du rhumatisme articulaire aigu (pleurésie, péricardite, endocardite). Dans le traitement de ces manifestations, employer le tartre stibié, qui souvent donne d'excellents résultats.

1° *Mode d'emploi.* — Le tartre stibié doit être administré à la dose de 40 centigrammes pour un homme adulte, et de 30 centigrammes pour une femme. Cette dose doit être dissoute dans une potion gommeuse contenant de neuf à dix cuillerées à soupe. La potion sera administrée par cuillerée à soupe d'heure en heure.

Le tartre stibié ne doit jamais être employé simultanément avec un narcotique quelconque.

2° *Mode d'action.* — La médication stibiée produit les effets thérapeutiques ci-après : abaissement de la température ; diminution des douleurs articulaires, et surtout diminution notable des accidents viscéraux, notamment des épanchements dans les séreuses.

3° *Précautions à prendre.* — Certaines précautions doivent accompagner l'administration du tartre stibié. Ce médicament produit, en effet, presque toujours de la diarrhée et des vomissements. Dans quelques cas, la diarrhée existe seule.

Ces accidents prévus sont sans danger, s'ils restent modérés et se produisent chez un individu robuste.

Mais dans certains cas, soit par leur intensité, soit par l'état de faiblesse du malade ; ils obligent à suspendre l'administration du tartre stibié. Or, rien ne peut faire prévoir à l'avance si le malade sera ou non tolérant à l'égard du médicament. Tel sujet pourra prendre la potion entière et n'éprouver qu'un peu de diarrhée et quelques nausées ; tel autre aura des vomissements sérieux, seulement à partir de la sixième ou septième cuillerée ; tel autre, enfin, sera pris, dès la seconde ou troisième cuillerée, d'accidents graves et il faudra suspendre aussitôt le médicament.

Ne pas laisser à l'initiative de l'entourage la continuation ou la suspension du médicament ; le médecin devra toujours revoir le malade après la troisième dose ; si cette visite est impossible, il ne faudra pas prescrire de tartre stibié.

II. TRAITEMENT EXTERNE. — Dans le cas où la fluxion articulaire s'est amendée, alors que les poussées du côté des séreuses viscérales sont prédominantes, recourir à l'application de vésicatoires au niveau des poumons pour rappeler l'arthrite disparue.

Dieulafoy.

Rhumatisme aigu. — I. TRAITEMENT EXTERNE. — Donner un bain à 30° que l'on refroidit progressivement jusqu'à 15°. La durée du bain doit être de vingt-cinq à trente minutes.

Prescrire en outre des saignées, des sangsues aux apophyses mastoïdes.

II. TRAITEMENT INTERNE. — Faire prendre, chaque jour :

Salicylate de soude, 2 à 4 grammes.
Ou chloral, 1 à 5 grammes.
Ou chloramide, 2 à 3 grammes.

Dujardin-Beaumetz.

Rhumatisme aigu. — I. TRAITEMENT EXTERNE. — Prescrire le baume Opodeldoch, le baume de Fioravanti, ou un liniment calmant ainsi composé :

Laudanum . . . .)
Chloroforme . . . . } ää 20 gr.
Huile de jusquiame . . . .)

Appliquer en frictions.

Badigeonnages de teinture d'iode ; coton iodé ; pointes de feu ; vésicatoires.

Bains sulfureux, bains de vapeur.

II. Traitement interne. — Prescrire :

> N° 1. Salicylate de soude. . . . . 15 gr.
> Eau. . . . . 250 —

Une cuillerée à bouche représente à peu près
1 gramme de salicylate.

Donner deux à six cuillerées par jour en moyenne.

Une fois les douleurs disparues, en donner encore,
pendant dix jours, 2 à 3 grammes.

> N° 2. Antipyrine. . . . . 2 à 4 gr.

A prendre par jour.

> N° 3. Salicylate de soude. . . . . 4 gr.
> Antipyrine. . . . . 2 —

M. — A prendre dans les vingt-quatre heures.

III. Régime. — Boisson : Tisane de chiendent nitré
(nitrate de potasse, 4 gr.).

Rhumatisme chronique. — Le salicylate de soude
n'est efficace que pour combattre les douleurs, dans
les périodes d'exacerbation aiguë.

Lancereaux.

Rhumatisme aigu. — Deux indications : calmer la
douleur et combattre la *fièvre.*

1° *Calmer la douleur.* — Remplir l'indication relative
à la douleur par l'emploi du salicylate de soude, à la
dose, chez l'enfant, de 2 à 4 grammes; chez l'adulte.
de 5 à 6 grammes et même plus.

Sous l'influence de cet agent, les souffrances articulaires, déjà améliorées au bout de ving-quatre
heures, cessent, en général, du moins en partie, après
deux ou trois jours, et la tuméfaction diminue. Le
sommeil revient alors; mais si le malade ne dort pas,
lui administrer de l'opium.

2° *Combattre la fièvre.* — Le sulfate de quinine à fortes doses (1 gr. à 1 gr. 50) agit également sur l'élément douleur, mais surtout sur la fièvre.

Préférer l'antipyrine, dans les cas d'une élévation brusque de température, avec oppression et délire.

Aider son action par des bains tièdes ou froids, des lotions froides alcoolisées et des injections hypodermiques d'éther.

Ne pas négliger les localisations viscérales.

Rhumatisme chronique. — I. TRAITEMENT INTERNE. — Lorsqu'il existe des poussées avec fluxions articulaires et douleurs, faire choix des agents qui ont une action sur le système nerveux, comme le salicylate de soude, le sulfate de quinine, l'antipyrine.

Administrés à une dose suffisante, ces agents n'ont pas seulement pour effet de diminuer les souffrances éprouvées par les malades, ils combattent encore les fluxions et produisent une amélioration, tant dans l'état local que dans l'état général.

Mais ils ne suffisent pas à faire disparaître les lésions anatomiques qui peuvent persister à la suite des poussées aiguës ; il faut recourir à d'autres agents, parmi lesquels l'iodure de potassium.

Lorsque apparaissent les lésions trophiques, les *corps étrangers articulaires*, les *ostéophytes*, les *rétractions tendineuses*, administrer l'iodure de potassium à hautes doses, 2 et 3 grammes dans les vingt-quatre heures, et continuer pendant des mois ou même des années. Grâce à l'action qu'il exerce sur les vaisseaux, il peut reculer, ou même éviter le développement de l'artério-sclérose.

S'il existait quelques *troubles rénaux*, remplacer l'iodure de potassium par l'iodure de sodium ou le mercure.

II. TRAITEMENT EXTERNE. — Combattre l'anémie,

qui succède aux crises aiguës, par l'aération, une alimentation reconstituante et des lotions d'eau froide alcoolisée.

Modifier le système nerveux par l'usage de douches et de bains chauds, bains sulfureux ou bains salés, de façon à arrêter le mal et à éviter son retour. Conseiller certaines stations minérales : Aix-les-Bains, Cauterets, Bagnères-de-Luchon, Bourbon-Lancy, Plombières.

III. Régime. — Éviter tout surmenage.

Prescrire le massage et l'hydrothérapie, une hygiène alimentaire bien entendue et une aération suffisante.

Constantin Paul.

Rhumatisme aigu. — Administrer le salicylate de soude pour calmer les douleurs.

Le sulfonal est un adjuvant très utile.

Jules Simon.

Rhumatisme aigu infantile. — I. Régime. — Conseiller le repos au lit ; donner des boissons chaudes : tisanes de chiendent, de queues de cerises, d'oxymel scillitique.

II. Traitement externe. — Envelopper les jointures dans la ouate, après application d'un liniment calmant.

III. Traitement interne. — Il faut donner le salicylate de soude à doses progressives :

Le premier jour, 50 centigrammes ;

Le deuxième jour, 1 gramme ;

Le troisième jour, 1 gr. 50 ;

Et ainsi de suite jusqu'à 3 grammes et 3 gr. 50.

Au bout de deux jours de la dose maxima, on redescend progressivement de 3 grammes à 1 gr. 50 ou

1 gramme, qu'on continue pendant un à dix jours après la cessation de toute douleur.

Rhumatisme chronique infantile. — I TRAITEMENT EXTERNE. — Immobiliser les articulations rhumatisées, que l'on badigeonnera avec de la teinture d'iode ou sur lesquelles on appliquera un emplâtre de ciguë.

II. TRAITEMENT INTERNE. — 1º *Teinture de colchique.* — La teinture de colchique constitue la médication la plus efficace; la préférer à l'iodure de potassium.

1º Prendre le matin et le soir, une heure avant le déjeuner et le dîner, IV à X gouttes de teinture de colchique, en deux fois.

2º Continuer ce traitement huit jours ou quinze jours de suite, à doses croissantes, puis décroissantes.

3º Suspendre pendant une semaine, avant de revenir au médicament.

4º Continuer ainsi jusqu'à guérison complète, c'est-à-dire jusqu'à disparition des douleurs aiguës.

La teinture de colchique diminue rapidement le gonflement articulaire. Elle agit moins promptement sur l'état général.

2º *Teinture de colchique et iodures.* — On peut alterner l'emploi de la teinture de colchique avec celui des iodures, c'est alors un traitement mixte.

Prescrire alternativement la teinture de colchique à la dose de IV à X gouttes par jour en deux fois et les iodures alcalins.

Pendant quinze jours, faire prendre à chaque repas une dose de 15 centigrammes d'iodure de potassium.

On peut, s'il y a indication, remplacer l'iodure de potassium par une cuillerée à dessert de sirop d'iodure de fer, administré durant le repas.

Pendant les quinze jours suivants, faire prendre

dans la journée V à X gouttes de teinture de semences de colchique.

III. TRAITEMENT HYDRO-MINÉRAL. — 1° *Contre-indications*. — Il n'y a de contre-indication que l'existence de complications cardiaques, viscérales, cérébrales ou rénales, et ces complications sont tout à fait exceptionnelles.

2° *Indications*. — On peut attendre de l'emploi des eaux minérales de très bons résultats, surtout pour les cas où les autres traitements auraient échoué.

a) Bourbonne-les-Bains. — Chez les jeunes rhumatisants scrofuleux, les eaux chlorurées de Bourbonne-les-Bains, grâce à leur action excitante, seront données avec avantage en bains ou en douches. Température très élevée : 56-58° ; contenance 5 à 6 grammes de chlorure pour 100.

b) Salins et Salies. — Les eaux chlorurées fortes de Salins (Jura), de Salins-les-Moûtiers (Savoie), de Salies-de-Béarn (Basses-Pyrénées) sont plus fortes en chlorure, mais beaucoup moins chaudes (11-15°), on est même obligé de les chauffer. Leur indication est la même que celle des eaux de Bourbonne-les-Bains.

c) Aix-en-Savoie, Cauterets, Luchon. — Les enfants rhumatisants simplement débilités se trouveront bien à Aix-en-Savoie, où le massage est pratiqué d'une façon remarquable. Le climat est très chaud, même en automne, et les eaux ont une thermalité très grande.

Cauterets, Luchon et Barèges sont également indiqués pour cette catégorie de malades.

d) Plombières et Royat. — Il est rare de relever des troubles digestifs chez les petits rhumatisants.

Si le cas se présentait, comme les eaux sulfureuses sont alors contre-indiquées, il faudrait se contenter de Plombières et de Royat, qui ont une minéralisation plus faible et qui sont par conséquent bien suffisantes, lorsque les formes du rhumatisme ne sont pas encore très accusées ou très anciennes, ce qui est le cas de ces malades.

e) Luxeuil. — Enfin les sources de Luxeuil (Haute-Saône) sont indiquées pour les jeunes filles rhumatisantes, atteintes de chlorose franche et chez lesquelles l'approche des règles pourrait faire éclore des états névropathiques divers.

Dans cette station, on dispose d'eau thermale saline excellente contre les manifestations rhumatismales, et on y trouve aussi une eau ferrugineuse puissante contre la chlorose.

f) Vichy. — A l'inverse de ce que l'on fait pour l'adulte, il ne faut pas conseiller Vichy, contre le rhumatisme chronique des enfants. En raison de l'état d'anémie qui coexiste toujours chez eux avec le rhumatisme, il faut s'abstenir de la médication alcaline. N'envoyer jamais les jeunes sujets à Vichy, même si leur affection porte sur les voies digestives ; même si elle se complique de congestion hépatique, de polycholie ; là où Vichy triomphe chez l'adulte d'une façon incontestable, il ne produit plus chez l'enfant, toujours un peu anémique, qu'une action plus ou moins dépressive.

IV. Traitement général. — Compléter la médication par l'emploi des toniques (arsenic, hémoglobine, phosphates) et le régime.

Descroizilles.

Rhumatisme aigu. — Prescrire :

Laudanum......................	} āā 8 gr.
Chloroforme..................	
Huile de jusquiame...........	12 —

Pour onctions.

V. Audhoui.

Rhumatisme sub-aigu. — Prescrire :

Sirop d'écorces d'oranges	300 gr.
— d'opium	100 —
Salicylate de soude	20 —
Iodure potassique	5 —

Deux à quatre cuillerées à soupe par jour pour les adultes; deux à quatre cuillerées à café par jour pour les enfants.

Legroux.

Rhumatisme chronique. — I. TRAITEMENT INTERNE. — Un demi-verre d'eau de Carlsbad chaque matin pendant vingt jours.

Pendant les vingt jours suivants prescrire :

N° 1. Iodure de sodium......... 2 gr.

par jour.

N° 2. Carbonate de lithine...... 0 — 50

par jour.

II. TRAITEMENT EXTERNE. — Bains de vapeur, bains de briques (contenues dans une boîte de fer-blanc entourée de bois que l'on met dans le lit).

III. RÉGIME. — Pendant toute la durée du traitement, boire, aux repas, des eaux alcalines : Pougues, Vichy, Contrexéville.

Bière et peu de vin; les vins blancs sont recommandés à cause de la diurèse.

Albert Robin.

Rhumatisme aigu. — I. TRAITEMENT INTERNE.
— La désintégration cellulaire est considérable, et il

faut oxyder le plus possible ces produits de désintégration.

Le sulfate de quinine est donc à rejeter, si on le prescrit à hautes doses, et, si on l'emploie à petites doses, il n'agit pas assez vite dans les cas qui exigent une intervention active.

S'adresser au salicylate de soude. Le mode d'action du médicament est loin d'être parfaitement connu, mais il agit sur la nutrition élémentaire. Quand on donne du salicylate de soude ou de l'acide salicylique, on introduit dans l'organisme un corps non azoté, ternaire ; or, dans l'urine, on trouve ce salicylurate de soude, qui est du salicylate de soude, plus du glycocolle, ce dernier étant un produit de dénutrition, type d'un groupe d matières extractives azotées qui dérivent de la destr..ction es matières albuminoïdes, et non pas de leur oxydation, mais de leur dédoublement par hydratation.

Le salicylate de soude entraîne donc hors de l'organisme des produits azotés peu solubles et à pouvoir toxique généralement assez considérable, et l'on sait que, dans les affections aiguës, la destruction globulaire est due, dans une certaine mesure, au contact des globules avec les toxines. Le médicament élimine les toxines, il est donc à utiliser. De plus, le salicylate agit encore comme antithermique, probablement en éliminant des produits pyrétogènes.

Ne pas dépasser, comme dose journalière, 2 grammes, 4 grammes au plus.

<pre>
Salicylate de soude . . . .   4 gr.
Hydrolat de tilleul . . . .   120 —
Sirop de fleurs d'oranger . . . .   30 —
</pre>

A prendre par cuillerées à soupe, de telle façon que la potion soit absorbée en vingt-quatre heures.

Comme le salicylate a une tendance à abaisser la

quantité des urines, on devra prescrire des boissons abondantes, le lait surtout ; à ce dernier, on adjoindra l'infusion de Reine des prés (*Spiræa ulmaria*), qui est légèrement diurétique et renferme un peu de salicylate de méthyle.

II. Traitement externe. — Contre la douleur, prescrire un liniment calmant :

> Baume tranquille. . . . .   40 gr.
> Extrait thébaïque. . . . .)
>   —   de jusquiame. . . . . } àà 2 —
>   —   de belladone. . . . .)
> Chloroforme. . . . .   10 —

Ce liniment attiédi sera étendu sur de la ouate, avec laquelle on enveloppera les articulations atteintes. Le tout sera recouvert de taffetas gommé.

Rhumatisme chronique. — Cette affection ne doit pas être abandonnée à elle-même comme rebelle à toutes les médications. Il faut essayer de lutter, en utilisant toutes les ressources thérapeutiques dont on dispose contre elle.

I. Traitement pharmaceutique. — Stimuler l'activité des échanges organiques, remédier à l'insuffisance des oxydations, arrêter le ralentissement de la nutrition et la désassimilation générale.

A cet effet, prescrire les inhalations d'oxygène et le sulfate de quinine : celui-ci à la faible dose de 20 centigrammes, deux fois par jour et avant les repas.

En même temps, ordonner les hypophosphites comme stimulants de l'activité organique par leur action sur le système nerveux :

> Hypophosphite de strych-
> nine. . . . .)
> — de fer. . . . . } àà 1 à 2 centigr.
> — de magnésie. . . . . . .)

à prendre chaque jour.

Pendant un ou deux mois, administrer quotidiennement deux doses d'iodure de potassium de 25 centigrammes chacune. Pour en assurer l'absorption complète, on les fait ingérer longtemps après les repas.

II. TRAITEMENT HYDROMINÉRAL. — Quel choix faire parmi les eaux minérales ?

La forme est-elle bénigne ? On prescrira des eaux sulfureuses chaudes : Aix-les-Bains ou Luchon.

S'agit-il de combattre un ralentissement profond de la nutrition ? Aux eaux sulfureuses simples, on préférera les eaux chlorurées sodiques ; celles de Bourbonne et Bourbon-l'Archambault.

Existe-t-il des altérations profondes des articulations et des extrémités osseuses ? Les eaux sulfureuses, agissant surtout d'une façon spécifique sur la nutrition des tissus articulaires et osseux : (Barèges), comptent à leur actif des améliorations réelles et nombreuses.

Contre les formes chroniques d'emblée ? Les eaux thermes à très haute température (96°) ont une action parfois inespérée surtout dans le rhumatisme *chronique d'emblée* ne survenant pas à la suite du rhumatisme aigu : en particulier Hammam-Meskhoutine, en Algérie.

III. TRAITEMENT ÉLECTROTHÉRAPIQUE. — Le choix du procédé n'est point indifférent.

1° La *faradisation* est indiquée aux premières périodes et avant toute atrophie musculaire. On la pratiquera, en appliquant le courant faradique sur le rachis, sur le trajet des filets nerveux et au niveau de la moelle.

2° La *galvanisation* convient à une période tardive, quand l'atrophie est établie ; on appliquera les courants continus, au voisinage des articulations malades et sur la moelle.

IV. TRAITEMENT DES COMPLICATIONS. — 1° *Embarras gastrique.* — Dans le cours du rhumatisme, s'il survient de l'embarras gastrique, le combattre par un laxatif, le sel de Seignette à la dose de 15 grammes, qui agit comme purgatif et comme alcalin.

2° *Asthénie nerveuse.* — Contre l'asthénia nerveuse, conseiller d'abord la strychnine, sous la forme suivante :

Teinture de fève de Saint-Ignace.
   —   de badiane .... } ââ 5 gr.

Donner VI gouttes par jour.

De plus et simultanément, faire prendre les paquets suivants :

Phosphate de soude ....
Magnésie décarbonatée......... } ââ 12 centigr.

Pour un paquet; deux paquets par jour.

3° *Anémie.* — Contre l'anémie, prescrire le sirop de protoiodure de fer.

4° *Arthropathies.* — Contre les résidus articulaires encore excitables : eaux de Néris, Luxeuil, Chaudes-Aigues, Lamalou.

Contre les résidus torpides : eaux sulfurées (Barèges, Balaruc, Luchon) ou chlorurées sodiques (Bourbonne, Bourbon-l'Archambault).

Enfin s'il s'agit d'arthropathies chroniques : boues de Dax ou de Saint-Amand.

Hanot.

Endocardite rhumatismale. — Quand le rhumatisme a atteint le cœur, on combattra l'inflammation des séreuses de cet organe par des vésicatoires volants à la région précordiale, ou, si l'on craint de dénuder le derme dans une salle infectée de diphtérie, on se contentera de badigeonnages à la teinture d'iode.

On a recommandé les mercuriaux associés à l'opium.

On a également administré le mercure, soit en frictions sur la peau, soit sous forme de calomel.

Enfin en peut administrer le salicylate de soude, qui non seulement diminue les douleurs dans le rhumatisme articulaire aigu, abrège la durée de la maladie, mais encore diminue la fréquence de la complication endocarditique. Le salicylate de soude serait comme le spécifique de l'infection rhumatismale, le remède prophylactique et curatif de l'endocardite rhumatismale.

Péricardite rhumatismale. — Les ventouses scarifiées et surtout les sangsues peuvent être utiles, lorsqu'une péricardite rhumatismale s'accompagne de douleurs vives et d'une grande dyspnée.

A. Gilbert.

Rhumatisme aigu. — I. RÉGIME. — Le malade sera soumis au régime lacté absolu.

La température de sa chambre sera maintenue à 17°.

II. TRAITEMENT PAR LE SALICYLATE DE SOUDE. — 1° *Mode d'administration.* — Le malade prendra 4 grammes de salicylate de soude le premier jour du traitement. La dose sera élevée de 2 grammes par jour, jusqu'à amendement des phénomènes ; elle sera ainsi portée à 6 grammes, 8 grammes et, s'il est nécessaire, à 10 grammes.

Lorsque l'amélioration sera sensible, on diminuera la dose de 1 gramme par jour jusqu'au retour à 4 grammes.

Le salicylate sera continué, à cette dose, pendant une semaine après la disparition du rhumatisme, soit par le salol administré à la dose de 3 grammes, soit par l'antipyrine donnée à la même dose. Le salicylate de soude sera pris par doses fractionnées, immédiatement avant le lait.

On le prescrira sous la forme de cachets de 0 gr. 50 à 1 gramme, sous la forme de paquets, qui seront pris dissous dans un peu d'eau ou de lait ou sous la forme de potion.

Par exemple :

        Salicylate de soude ....   6 gr.
        Eau distillée....................   90 —
        Sirop de groseilles ....   Q. S.

pour une potion de 120 centimètres cubes, qui sera prise par cuillerées à soupe.

2° *Contre-indications.* — L'emploi du salicylate de soude dans le rhumatisme comporte quelques contre-indications. La plus importante est tirée de l'existence d'une altération des reins. Celle-ci peut être antérieure au rhumatisme, un individu affecté, par exemple de néphrite interstitielle étant atteint de rhumatisme, ou bien liée au rhumatisme même, cette maladie se compliquant quelquefois de néphrite et d'albuminurie.

Dans la première alternative, le salicylate de soude mal éliminé par les reins est susceptible, apportant la goutte d'eau qui fait déborder le vase, de faire éclore des accidents urémiques.

Dans la seconde, en vertu de son action irritative sur les reins, il est capable d'accroître la néphrite et d'augmenter l'albuminurie.

Le salicylate est un merveilleux médicament d'ailleurs, qui, s'il échoue assez fréquemment entre les mains de médecins timorés, donne des succès constants à ceux qui l'emploient avec décision et savent en proportionner la dose à la résistance du mal qu'ils ont à combattre.

Le salicylate de soude devra être donné avec prudence, à doses faibles et progressives, le malade étant surveillé de près, ou bien il devra être remplacé par l'antipyrine ou le salol.

III. Traitement par le salol et l'antipyrine. — Le salol et l'antipyrine seront ordonnés de préférence en cachets.

Mais l'antipyrine, de même que les autres médicaments préconisés dans le traitement du rhumatisme, n'est qu'un succédané du salicylate, qui demeure le médicament de choix.

Marfan.

Rhumatisme chronique de l'adulte. — I. Traitement interne. — Prescrire :

Ichtyol........................... 0 gr. 10

pour une pilule; prendre cinq à six pilules par jour (aux repas).

II. Traitement externe. — Prescrire :

Ichtyol.............................. } àà 15 gr.
Vaseline .... }

pour frictions sur les jointures malades.

RHUMATISME MUSCULAIRE.

Potain.

Rhumatisme musculaire aigu. — I. Traitement interne. — Le salicylate de soude est indiqué et donne des succès; en effet, le médicament agit d'autant mieux que la forme du rhumatisme est plus aiguë.

II. Traitement externe. — Bien différent en cela du rhumatisme articulaire aigu, le rhumatisme musculaire réclame un traitement spécial.

1° *Ventouses scarifiées.* — Les ventouses scarifiées, si communément prescrites, ont une action rapide et complète, plutôt par dérivation cutanée que par la petite perte sanguine qu'elles entraînent.

On peut obtenir des effets identiques avec de petites scarifications qu'on ne fait pas saigner, ou en frappant la peau avec un marteau garni d'aiguilles multiples et en frottant ensuite avec de l'huile irritante.

2° *Injections d'eau.* — On peut encore faire disparaître la douleur, en injectant sous la peau un liquide un peu irritant, l'eau pure, par exemple.

Ces injections d'eau font cesser la douleur au prix d'une douleur très vive, mais momentanée ; s'il n'y a pas de douleur, il n'y a pas d'effet thérapeutique.

Les premiers effets se produisent à la suite de l'injection d'un liquide quelconque pouvant causer de la douleur, tel que l'alcool et l'éther.

Il y a des précautions à prendre en faisant les injections d'eau. D'abord, cette dernière doit être absolument aseptique, sinon il pourra se développer des abcès. Ensuite il faut se méfier des syncopes.

3° *Pulvérisations de chlorure de méthyle.* — Les pulvérisations de chlorure de méthyle, qui ont été très vantées, ont été rendues plus faciles par le stypage, qui consiste à diriger le jet de liquide sur un tampon de coton que l'on applique ensuite sur le point révulsé. Cette pratique peut rendre des services.

III. Traitement électro-thérapique. — La faradisation, qui provoque une rougeur intense de la peau, donne aussi de très bons résultats.

Le rhumatisme peut encore disparaître immédiatement et radicalement, quand on fait passer un courant électrique à travers une canule sans rien injecter, ce qui entraîne une douleur vive.

Tous ces traitements réussissent lorsqu'il s'agit de rhumatismes sur le point de céder, mais l'on a souvent des échecs, quand le rhumatisme appartient à la forme chronique.

Rhumatisme musculaire subaigu. — Le salicylate de soude n'a pas d'action.

Rhumatisme musculaire chronique. — Ici encore le salicylate de soude n'a pas d'action.

Cependant, il y a des cas où, même dans la forme chronique, mais non fibreuse, il a procuré des succès. Je l'ai vu agir sur des douleurs épicraniennes très douloureuses, qui avaient résisté à différentes médications.

L'antipyrine peut être très utile dans les formes chroniques.

On recourra, suivant les cas, à l'emploi de la chaleur, du massage, des douches de vapeur, des douches sulfureuses chaudes.

ROUGEOLE.

Dieulafoy.

Rougeole maligne, hyperpyrétique, nerveuse. — TRAITEMENT PAR LE BAIN FROID. — Dans la rougeole, comme d'ailleurs dans toutes les maladies infectieuses revêtant les formes graves, dites malignes, ataxo-adynamiques, l'hydrothérapie est le seul moyen actif.

La température du bain doit être proportionnée à la nature et à l'intensité du mal ; mais, dans tous les cas, il ne faut pas se contenter de bains tièdes.

Administrer le bain froid de 22 à 24°, s'il s'agit d'un enfant ; de 18 à 20° s'il s'agit d'un adulte.

On peut mettre le malade dans le bain à 24° et abaisser graduellement la température du bain à 23°, 22°, 21°, 20°.

Laisser le malade dans le bain de cinq à dix minutes, suivant l'état du pouls et de la respiration.

On doit renouveler le bain toutes les trois ou quatre heures, aussi longtemps que la température remontera et que les accidents nerveux menaceront.

En même temps, faire des affusions froides sur la tête.

La température tombe et la respiration s'abaisse; le sommeil revient, les urines reparaissent.

Quant à l'éruption, elle pâlit, mais suit son cours.

Grancher.

PROPHYLAXIE. — La rougeole, comme toutes les maladies contagieuses de l'enfance, se répand surtout par le mode indirect.

Dans une enquête qui a porté sur plusieurs années, recherchant l'origine des cas intérieurs du service, j'ai pu, pour le plus grand nombre, trouver l'agent intermédiaire.

C'est un jouet transporté d'un lit sur un autre, un vêtement du malade infectieux déposé sur un lit pendant qu'on le déshabille;

C'est le personnel médical venant du service d'isolement et entrant sans désinfection préalable dans la salle commune.

Il faut donc pratiquer l'isolement et l'antisepsie.

Cadet de Gassicourt.

Contre l'*agitation* et l'*insomnie*, donner de 0 gr. 50 à 1 gramme de bromure.

Descroizilles.

Toux de la rougeole. — Prescrire une préparation calmante ainsi formulée :

Alcoolature d'aconit.	20 centigr.
Extrait de belladone.	1 —
Sirop de guimauve.	3 gr.
— de capillaire	10 —
Eau de fleurs d'oranger.	30 —

A prendre par cuillerées à café.

Sevestre.

CONTAGION DE LA ROUGEOLE. — La rougeole est très contagieuse et très diffusible ; un cas unique dans une salle d'école ou d'hôpital infecte presque à coup sûr et d'emblée tous les enfants susceptibles d'être atteints. Ces faits sont si frappants, qu'on ne peut se défendre de l'idée que l'air est le véhicule nécessaire du transport, au moyen d'un substratum solide, mucus nasal ou bronchique desséché.

En effet, d'une part, la contagion se fait souvent entre les lits les plus voisins.

D'autre part, les infirmières, chargées du service des contagieux à l'hospice des Enfants-Assistés et passant sans précaution d'un pavillon à l'autre, transportent rarement la maladie, et le médecin ne porte jamais la contagion dans sa clientèle.

Enfin la simple séparation dans deux chambres voisines suffit à limiter l'extension de la rougeole.

Cependant si l'air peut transporter la contagion, il ne le peut que pour des distances très limitées.

RUBÉOLE.

Sevestre.

PROPHYLAXIE. — La rubéole est contagieuse dès le début aussi bien que la rougeole ; dès le premier jour, avant même que le diagnostic ne soit établi, les rubéoleux ont déjà semé la maladie autour d'eux, et souvent il est trop tard pour les isoler.

Ce qu'il faut surtout chercher à réaliser, c'est l'isolement des *suspects*, c'est-à-dire des enfants qui, ayant été en rapport avec les malades, ont pu être contagionnés. Ceux-ci doivent être surveillés, surtout à partir du douzième jour après le contact, pour que l'on puisse les isoler dès l'apparition des premiers symptômes.

Une fois la maladie terminée (ce qui ne demande guère plus de huit jours en général), le rubéoleux n'est plus contagieux et peut d'emblée être admis au milieu d'autres enfants.

La désinfection ne peut être évidemment qu'une très bonne chose, mais elle n'est pas indispensable, le microbe de la rubéole (d'ailleurs encore inconnu) devant avoir, comme celui de la rougeole, une vitalité très limitée.

Juhel-Renoy.

I. HYGIÈNE. — Dans la plupart des cas, en présence de la bénignité extrême de l'affection, on pourra se contenter de quelques mesures hygiéniques.

On maintiendra le malade à la chambre et on donnera une alimentation légère.

Si la température est élevée, on prescrira le repos au lit.

En cas de troubles gastriques, si l'appétit a disparu, si la langue est revêtue d'un enduit plus ou moins abondant, il sera bon d'ordonner un purgatif, le calomel de préférence, qui possède en même temps des propriétés antiseptiques.

L'antisepsie de l'intestin pourra être réalisée par le naphtol associé au salicylate de bismuth.

Une fois l'éruption terminée, le malade sera lavé et

baigné, après plusieurs onctions à la vaseline boriquée, pour favoriser la desquamation.

II. TRAITEMENT. — Il sera nécessaire d'intervenir
plus activement dans les formes graves, et, en cas de
complications; les indications à remplir varieront
d'ailleurs suivant chaque cas.

III. PROPHYLAXIE. — En présence de la nature
contagieuse de la rubéole, des mesures prophylactiques devront être prises dès l'apparition de l'affection.

Une fois le premier cas signalé, le local occupé par
les enfants qui étaient en contact avec le malade sera
fermé; on désinfectera soigneusement la pièce où se
tenait le malade.

Celui-ci sera immédiatement isolé dans une chambre ou un pavillon spécial, où il ne devra avoir aucune communication avec l'intérieur, pendant toute
la durée de son éruption. L'isolement ne sera levé
que lorsque l'enfant aura été lavé et baignée antisep-
tiquement.

En Angleterre, depuis 1886, un règlement fixe à
deux semaines, à partir du jour de l'éruption, le temps
à laisser écouler pour la réadmission dans les écoles.
Il serait désirable que pareille ordonnance fût rendue
en France.

Tout enfant suspect sera mis en quarantaine de vingt
jours. Après cette période, il peut retourner à l'école,
si on constate l'absence complète de phénomènes de
catarrhe.

Enfin dans les hôpitaux, un personnel spécial devra
être attaché au service de la rubéole et n'avoir aucune
communication avec les autres enfants non atteints.

J. Comby.

I. TRAITEMENT. — Le traitement est des plus simples : pas de médicament à prescrire.

Deux ou trois bains, après la guérison, compléteront l'action thérapeutique.

II. Régime. — Le malade gardera la chambre, sinon le lit.

Il s'abstiendra de manger, se contentant de bouillons, lait, tisanes, etc.

SATURNISME.

Dieulafoy.

Quatre indications à remplir: supprimer les douleurs et la constipation; éliminer le poison; combattre l'anémie.

1° Les *douleurs* sont diminuées par des injections morphinées, des cataplasmes laudanisés;

2° La *constipation* est combattue par des purgatifs répétés;

3° Pour *éliminer le poison*, prescrire des bains sulfureux, des bains de vapeur, donner l'iodure de potassium qui favorise la désassimilation des albuminates de plomb;

4° *Combattre l'anémie* par les toniques.

Dujardin-Beaumetz.

Prescrire :

N° 1. Iodure de potassium. . . . . . .   1 gr.

A prendre chaque jour.

N° 2. Soufre. . . . .   } àà 100 gr.
      Miel. . . . .

Une à deux cuillerées à bouche par jour.

Constantin Paul.

Paralysie saturnine. — I. TRAITEMENT INTERNE.
— Prescrire l'iodure de potassium les purgatifs et la limonade sulfurique.

II. TRAITEMENT EXTERNE. — Bains sulfureux.
Électricité avec courants continus.

Troisier.

Paralysie saturnine. — D'une manière générale, deux grandes indications se présentent : *évacuer le plomb ; combattre les symptômes généraux.*

1° *Évacuer le plomb.* — La première de ces indications est bien remplie par le traitement de la Charité, dont les formules, quoique vieilles, sont encore employées.

Pour évacuer le poison, on s'adresse d'abord aux purgatifs, surtout aux drastiques, puis on cherche à favoriser l'élimination par divers moyens. Les sudorifiques rendent ici des services ; mais un médicament précieux dans ce cas est l'iodure de potassium. Par lui, le plomb fixé dans les tissus est rendu soluble, c'est-à-dire susceptible d'être éliminé par les divers émonctoires naturels. Il doit cependant être employé avec modération, à petites doses : 50 centigrammes à 1 gramme au début ; car, pris à hautes doses, il pourrait rejeter dans la circulation de trop grandes quantités de poison à la fois et causer de graves accidents.

Une autre méthode consiste à rendre le plomb insoluble, c'est-à-dire inoffensif ; on y arrive par l'administration des sulfureux intus et extra (soufre, eaux sulfureuses, miel soufré, bains sulfureux).

Ces deux méthodes peuvent être employées en même temps avec avantage.

2º *Combattre les symptômes généraux.* — Les symptômes de dénutrition sont combattus par les toniques, les amers, les ferrugineux.

On hâtera le retour des mouvements par l'emploi de la strychnine et par l'électrisation; les courants continus ou interrompus peuvent être employés par séances courtes et répétées.

SCARLATINE.

Jaccoud.

I. Régime lacté. — Instituer le régime lacté absolu, dès que le diagnostic est établi, et sans attendre qu'il soit imposé par la survenance des complications rénales. On prévient ainsi, d'une manière à peu près certaine, non seulement l'albuminurie précoce qui est de peu d'importance, mais encore l'albuminurie tardive, qui est liée à la néphrite et conduit à l'anasarque.

Il n'y a pas de néphrite grave chez les scarlatineux qui boivent du lait, et c'est là un précepte extrêmement utile à suivre.

Dans les cas rares, où l'on ne peut pas l'éviter, elle se montre si bénigne qu'elle ne peut inspirer aucune crainte.

Le régime lacté absolu dès le début et quand même doit être le seul traitement des scarlatineux et ce n'est qu'en cas de nécessité absolue, pour relever les forces d'un organisme affaibli, que l'on peut tolérer que le malade prenne un peu de vin ou formuler un cordial.

Si l'on est arrivé trop tard, prescrire néanmoins le lait : pris en grande abondance, il constitue une méthode à la fois préventive et curative.

Non seulement il faut prescrire le régime lacté exclusif pendant la maladie, mais il faut encore le continuer deux ou trois semaines après la guérison ; on évite ainsi, ou tout au moins on atténue les complications rénales tardives.

II. TRAITEMENT. — Quand, chez un scarlatineux, on trouve, en une région quelconque, un point de suppuration, donner l'acide salicylique à la dose de 1 gr. 50 à 2 grammes, pendant trois jours. Prescrire un repos d'un jour et réitérer la dose.

Protéger la bouche et le pharynx par des gargarismes d'eau saturée d'acide borique, par des badigeonnages boriqués.

III. PROPHYLAXIE. — Il faut isoler les scarlatineux pendant toute la durée de la maladie ; toutefois les lambeaux d'épiderme détachés au moment de la desquamation n'ont pas des propriétés aussi contagieuses que les croûtes de la variole.

Dieulafoy.

Soins d'hygiène, gargarismes astringents.

Régime lacté, dès le début, en prévision d'une néphrite possible.

Dans les formes graves, bains froids.

Grancher.

I. PROPHYLAXIE. — Pratiquer l'antisepsie absolue du milieu où vit le scarlatineux, par tous les moyens possibles.

Employer les moyens généraux d'antisepsie : désinfection, lavage des salles et des linges.

II. TRAITEMENT ANTISEPTIQUE. — Chaque matin, nettoyer soigneusement la gorge et la bouche de tous les scarlatineux sans exception, en faisant une irrigation d'un liquide antiseptique tiède (eau boriquée à 3 p. 100). Pour cela, chacun d'eux a deux canules constamment conservées dans l'eau phéniquée ; elles lui sont personnelles et ne servent qu'à lui seul pour cette irrigation.

De plus, si le malade a du coryza, si léger fût-il, l'irrigation à l'eau boriquée porte également sur les fosses nasales.

Présente-t-il, en outre, quelques fausses membranes sur les amygdales, aussitôt on les enlève à l'aide d'un tampon sec; puis, à l'aide d'un autre tampon de ouate hydrophile, on badigeonne les amygdales et les parties voisines avec une solution de glycérine boriquée à 1/10.

L'antisepsie absolue de la gorge et de la bouche est donc ainsi assurée.

Pour celle des fosses nasales, en dehors des irrigations accidentelles qu'on fait en cas de coryza, on introduit dans les narines de tous les enfants un petit tampon de coton hydrophile imbibé d'huile de vaseline boriquée. Cette mesure est appliquée tous les matins sans exception.

Tous les deux jours régulièrement, on fait l'analyse des urines de chaque enfant.

Outre ces précautions, chaque petite fille a sa vulve lavée tous les jours avec de l'eau boriquée tiède.

A l'heure des repas, tous les enfants qui peuvent manger ont de nouveau leur bouche et leur gorge désinfectées.

Puis ils reçoivent sur leur lit un petit panier en fil de fer contenant leur couvert, leur assiette, leur serviette et leur verre.

Aussitôt le repas terminé, le tout est emporté et l'on plonge deux fois de suite dans deux étuves différentes, contenant et contenu.

Mêmes précautions à tous les repas, toujours précédés de l'antisepsie de la gorge et de la bouche, qu'on pratique une dernière fois avant le sommeil des enfants.

On voit quels soins et quelles précautions demande cette antisepsie particulière de la gorge et de la bouche, dont l'existence est capitale dans la scarlatine.

Aucune des autres précautions d'antisepsie générale ne doit être négligée, telle que l'enlèvement immédiat des déjections, des crachats, en un mot de tout ce qui constitue un danger permanent de contagion.

Les résultats de ces pratiques ont été excellents, car la mortalité, à l'hôpital des Enfants-Malades, qui était auparavant de 30 pour 100 environ, est tombée maintenant à 3 p. 100.

En ce qui concerne l'application, dans la clientèle de la ville, des moyens prophylactiques en usage à l'hôpital des Enfants-Malades, il ne faut pas se faire d'illusions sur les difficultés auxquelles on devra se buter. Mais il n'est pas douteux qu'on en viendrait facilement à bout avec un peu d'énergie de la part du médecin et un peu de bonne volonté de la part de la famille. Ce serait une affaire de temps et de pratique pour les médecins, qui, à coup sûr, obtiendraient dans leur clientèle les magnifiques résultats qu'on a au pavillon des scarlatineux de l'hôpital des Enfants.

Dujardin-Beaumetz.

La scarlatine est une maladie contagieuse.

Elle exige toujours de grands soins.

Elle est surtout redoutable par les complications qui peuvent survenir, même après la disparition de l'éruption.

MESURES A PRENDRE DÈS QU'UN CAS DE FIÈVRE

SCARLATINE SE PRODUIT. — Tout cas do scarlatine sera déclaré au commissariat de police du quartier.

L'administration assurera l'isolement ou le transport du malade et la désinfection du logement contaminé.

A. *Transport du malade.* — Si le malade ne peut recevoir à domicile les soins nécessaires, s'il ne peut être isolé, et surtout si plusieurs personnes habitent la même chambre, il doit être transporté dans un établissement spécial.

Les chances de guérison sont alors plus grandes et la transmission n'est pas à redouter.

Le transport devra toujours être fait dans une des voitures spéciales mises *gratuitement* à la disposition du public par l'administration.

B. *Isolement du malade.* — Le malade, s'il n'est pas transporté, sera placé dans une chambre séparée, où les personnes appelées à lui donner des soins doivent seules pénétrer.

Son lit sera mis au milieu de la chambre ; les tapis, tentures et grands rideaux seront enlevés.

Son isolement devra durer au moins quarante jours, à partir du moment où l'éruption a été constatée.

Les personnes appelées à donner des soins au malade seront choisies, autant que possible, parmi celles qui ont déjà eu la scarlatine. Elles devront se laver les mains fréquemment, et surtout avant les repas. Elles ne mangeront jamais dans la chambre du malade.

Le malade sera tenu dans un état constant de propreté.

C. *Désinfection des objets ayant été en contact avec le malade, et mesures de précaution à prendre par celui-ci.* — Tous les objets (linges, draps, couvertures, objets de toilette) ayant été en contact avec le malade doivent être désinfectés.

La désinfection des linges et des mains sera obtenue à l'aide de solutions de sulfate de cuivre. Ces solutions seront de deux sortes, les unes fortes et renfermant 50 grammes de sulfate de cuivre par litre, les autres faibles et renfermant 12 grammes par litre. Les solutions fortes serviront à désinfecter les linges souillés; les faibles serviront au lavage des mains et des linges non souillés.

Les commissaires de police tiennent *gratuitement* à la disposition du public des paquets de 25 grammes destinés à faire les solutions. On mettra deux de ces paquets dans 1 litre d'eau pour préparer les solutions fortes et un paquet dans 2 litres pour préparer les solutions faibles.

Les linges souillés resteront deux heures dans les solutions fortes, puis seront lavés à grande eau avant le savonnage ou le lessivage.

Aucun des linges, souillés ou non, ne doit être lavé dans un cours d'eau.

Les habits, les literies et les couvertures seront portés aux étuves municipales publiques de désinfection.

Les cuillers, tasses, verres, ayant servi au malade devront, aussitôt après leur usage, être plongés dans l'eau bouillante.

Les matières rendues par le malade, les crachats, les vomissements, les selles et les urines doivent être désinfectés au moyen d'une solution de sulfate de cuivre à 50 grammes par litre. Un verre de cette solution est versé préalablement dans le vase destiné à recevoir ces matières, qui sont jetées sans délai dans les cabinets.

Les cabinets sont eux-mêmes désinfectés deux fois par jour avec le même liquide.

Les souillures sur les tapis, meubles et parquets doivent également être lavées avec le solution forte. D'autre part, les poussières de la chambre seront enlevées chaque jour et brûlées immédiatement; on aura soin, avant le balayage, de projeter sur le plancher de la sciure de bois humectée avec la solution faible (12 gr. par litre) de sulfate de cuivre.

Le malade ne doit sortir qu'après avoir pris un bain savonneux.

L'enfant qui a eu la scarlatine ne doit retourner à l'école qu'après un intervalle de quarante jours au moins à partir du début de la maladie.

D. *Désinfection des locaux.* — La désinfection des locaux est faite *gratuitement* par des désinfecteurs spéciaux. Pour obtenir cette désinfection, il suffit de s'adresser au commissaire de police du quartier.

Un médecin délégué est chargé de vérifi er l'exécu tion des mesures prescrites ci-dessus.

H. Rendu.

Recourir aux bains froids, quand la température dépasse 40°.

Sevestre.

Scarlatine normale simple. — TRAITEMENT EXTERNE. — Réaliser l'asepsie de la peau, en adminis trant, dès le premier jour de l'éruption, un bain savonneux tiède de 32 ou 35°; il n'offre aucun danger et apporte un grand soulagement, en calmant l'ardeur de la peau et en la libérant de tous les produits qui l'encombrent.

Henri Huchard.

Faire une injection hypodermique de 1 gramme de la solution suivante :

Nitrate de pilocarpine	0 gr. 20
Eau distillée	30 —

Descroizilles.

Prescrire :

Carbonate d'ammoniaque	1 gr.
Eau de menthe	5 —
— de tilleul	20 —
Sirop	15 —

Quatre à six cuillerées à café, par jour.
S'il se présente des phénomènes ataxiques, donner :

Musc	1 gr.
Carbonate d'ammoniaque	0 — 20
Sirop	40 —
Eau	80 —

Quatre à six cuillerées à café, par jour.

Hutinel.

I. PROPHYLAXIE. — **Scarlatine normale simple.** — En attendant que le microbe spécial de la scarlatine soit parfaitement connu, il est certain que la plupart de ses complications sont dues à la pénétration d'un streptocoque à travers la muqueuse pharyngée, ce qui explique pourquoi les grosses amygdales sont une mauvaise condition par rapport aux complications de la scarlatine, ainsi que les lésions nasales.

L'antisepsie a été faite dans le pavillon des scarlatineux à l'hôpital des Enfants-Malades, en s'inspirant de ces données, et les précautions ainsi prises ont certainement contribué à améliorer les résultats obtenus.

On fait trois ou quatre fois par jour dans la bouche des malades des irrigations naphtolées ou boriquées.

De plus, on fait, au besoin, sur les amygdales, des attouchements avec de la ouate hydrophile, trempée dans de la glycérine boriquée.

II. RÉGIME. — Après la chute de la fièvre, commencer à alimenter le malade, quand il s'agit d'un sujet déjà affaibli ou qui maigrit sensiblement.

Pour éviter plus sûrement l'albuminurie, prolonger le régime lacté intégral pendant quatre à cinq semaines.

En outre, comme précaution générale, on s'attache surtout à empêcher le froid, et on maintient les enfants au lit pendant quatre semaines.

Enfin, leur alimentation est surveillée avec soin et composée surtout de lait en abondance.

Scarlatine anormale simple. — Instiller dans les fosses nasales de l'huile de vaseline chargée d'acide borique.

SCORBUT.

Dieulafoy.

I. PROPHYLAXIE. — Donner des fruits, des légumes frais, du jus de citron, des limonades. Éviter les habitations sombres et humides.

II. TRAITEMENT. — Toucher les gencives avec un mélange de jus de citron et d'alcool ou avec l'acide chlorhydrique dilué.

Contre les hémorragies, prescrire des potions à l'extrait de ratanhia et à l'eau de Rabel, le perchlorure de fer et le seigle ergoté.

Les injections intra-veineuses ou sous-cutanées de
sérum artificiel donnent de bons résultats.

III. Régime. — Recommander les fruits et les légumes frais, le jus de cresson, de citron, d'orange;
donner des boissons vineuses et alcoolisées.

E. Bucquoy.

Dans les cas graves, administrer la potion suivante :

Hydrolat de mélisse	120 gr.
Jus de citron	60 —
Eau-de-vie	10 —
Sirop de quinquina	50 —

F. s. a.

Contre les ulcérations des gencives, prescrire le
gargarisme suivant :

Chlorate de potasse	5 gr.
Eau distillée	250 —

Ou bien passer légèrement sur les gencives un pinceau trempé dans de l'acide chlorhydrique.

SCROFULE.

Verneuil.

Prescrire un sirop antiscrofuleux ainsi composé :

Iodure de potassium	}	àà 2 gr.
Teinture d'iode		
Sirop de gentiane	}	àà 125 —
— de quinquina		

Faire dissoudre.
Une ou deux cuillerées à café par jour, aux enfants
atteints de scrofule.

Donner en outre de l'huile de foie de morue et des tisanes amères.

Germain Sée.

Pour introduire de la chaux d'une manière sûre dans l'organisme, il faut prescrire les sels de calcium, le bromure et surtout le *chlorure de calcium*.

La disette calcaire n'avait pas échappé aux médecins et plusieurs avaient constaté qu'un des meilleurs moyens d'y remédier était l'administration du chlorure de calcium; on avait parfaitement constaté que ce sel, pourvu qu'il ne soit pas administré à doses massives et dans l'estomac vide, ne provoquait aucun trouble des fonctions digestives.

Le chlorure de calcium joue dans la scrofule le rôle d'un reconstituant puissant et fait souvent disparaître les manifestations scrofuleuses.

Chez l'adulte, on prescrit ordinairement de 1 gramme à 1 gr. 50 par jour; chez l'enfant, la dose peut être de 25 à 50 centigrammes par jour, en variant suivant l'âge.

Le mode d'administration le plus simple consiste à faire dissoudre le chlorure de calcium dans du sirop de sucre, car sa saveur salée et amère est ainsi suffisamment masquée.

Laboulbène.

Engorgements mono-articulaires. — Prescrire :

Extrait de suc de ciguë. . . . . 10 gr.
Cérat. 40 —
Eau . . . . Q. S.

Délayer l'extrait dans l'eau et mêler avec le cérat. En même temps, donner des pilules de ciguë.

E. Besnier.

L'iode et l'iodoforme, en nature, donnent des résultats supérieurs à ceux des iodures alcalins :

1° *Teinture d'iode.* — Donner aux petits enfants, 1 goutte par jour, diluée dans un peu de bouillie de farine au lait.

2° *Iodoforme.* — L'administrer sous la forme suivante :

    Iodoforme. . . . .   10 centigr.
    Miel . . . .   120 gr.

Tous les jours, de une à deux cuillerées à café, qui contiennent ainsi un demi-centigramme d'iodoforme par cuillerée à café.

On peut augmenter cette dose quotidienne.

L'iodoforme peut être continué pendant longtemps aux petits enfants.

Dujardin-Beaumetz.

Administrer une potion antiscrofuleuse :

    Feuilles de noyer. . . . .   10 gr.
    Eau bouillante. . . . .   200 —

Faire infuser une heure, passer et ajouter :

    Iodure de potassium. . . . .   3 à 4 gr.

M. s. a. — Deux cuillerées à soupe par jour.

On peut aussi donner l'huile de foie de morue iodoformée :

    Iodoforme. . . . .   1 gr.
    Huile de foie de morue blonde . . .   250 —
    Essence d'anis . . . .   3 —

M. — Deux cuillerées à bouche.

Donner le chlorure de calcium, en portant la dose quotidienne jusqu'à 4 grammes.

Jules Simon.

I. TRAITEMENT PHARMACEUTIQUE. — Pendant l'hiver, donner l'huile de foie de morue pure, à la dose de deux cuillerées à café à deux cuillerées à soupe, matin et soir.

Pendant l'été, donner le sirop d'iodure de fer, une à deux cuillerées à café par jour. Suspendre tous les quinze jours.

Jamais d'iodures au-dessous de deux ans.

Faire alterner de quinze en quinze jours les préparations phosphatées et arsenicales avec les sels iodés.

Comme adjuvants : vin de quinquina, gentiane, noyer, fer, phosphates.

II. TRAITEMENT HYDROTHERMAL. — Ne jamais envoyer à des eaux minérales quelconques les enfants atteints d'affections organiques du cœur, du péricarde, des reins, d'une maladie aiguë ou subaiguë ou de cancer.

1° *Eaux chlorurées.* — Salins, Salins-les-Moûtiers, Salies-de-Béarn, Brides en Savoie.

2° *Eaux sulfuro-chlorurées.* — Quand la scrofule dépend d'une diathèse profonde d'origine complexe (syphilis, herpétisme) : Challes, Barèges.

Dans les états moins profonds, avec herpétisme : Uriage.

3° *Eaux sulfureuses.* — Jamais au-dessous de trois ans.

Envoyer les scrofuleux rhumatisants à Luchon.

Scrofule avec affections des voies respiratoires: Saint-Honoré, Cauterets, Enghien, Pierrefonds.

Scrofule avec troubles des voies digestives : La Bourboule, Royat, Saint-Nectaire.

Manifestations anciennes, invétérées de la scrofule

Barèges. Ce sont les eaux les plus excitantes du groupe pyrénéen.

Gommes scrofuleuses. — I. TRAITEMENT INTERNE. — Dans le cas de doute sur la nature d'une gomme, commencer par une médication antisyphilitique.

Si cette dernière échoue, et que l'on ait acquis la conviction qu'il s'agit bien d'une gomme scrofuleuse, on prescrit l'huile de foie de morue, le fer, l'arsenic, les inspirations d'oxygène, la suralimentation.

II. TRAITEMENT EXTERNE. — Si le traitement interne reste sans résultat, on détruit sur place, le plus promptement possible, le foyer spécifique, à l'aide de caustiques appropriés : le chlorure de zinc par exemple.

La curette peut également rendre d'utiles services.

Scrofulides cutanées. — I. TRAITEMENT EXTERNE. — Faire des onctions et des frictions, sur les ganglions strumeux engorgés, avec une pommade fondante :

Extrait de ciguë	
— de belladone.	àà 4 gr.
Iodure de potassium	
Axonge.	32 —

II. TRAITEMENT INTERNE. — Médication dépurative.

Descroizilles.

I. TRAITEMENT INTERNE. — Prescrire :

Nº 1. Arséniate de soude.	0 gr. 10
Sirop de quinquina	600 —

Une à cinq cuillerées à café, par jour.

Nº 2 Iodure de potassium	àà 2 gr.
Extrait de quinquina	
Sirop antiscorbutique.	20 —
Infusion de pensées sauvages.	30 —

II. TRAITEMENT EXTERNE. — Prescrire la solution résolutive antistrumeuse suivante :

> Chlorure de sodium . . . . 40 gr.
> Sulfate de magnésie . . . . 15 —
> Teinture d'iode . . . . : . . . . 1 —
> Eau distillée . . . . 150 —

Faire dissoudre. — On imbibe des compresses de cette solution, et on les applique sur les engorgements strumeux des enfants.

III. TRAITEMENT GÉNÉRAL. — En même temps, on ordonne un traitement général approprié à l'état du sujet.

Legroux.

.Prescrire :

> Iodoforme. . . . . 5 gr.
> Créosote. . . . .   } àà 2 —
> Térébenthine. . . . .   }
> Magnésie légère . . . .   } àà 3 —
> Poudre de guimauve . . . .   }

F. s. a. Cent pilules. — Une à deux pilules par jour.

Brissaud.

I. RÉGIME. — Faire respirer un air pur et sec, dans un climat tempéré, à l'abri des brusques changements de température.

Recommander une habitation, exposée à la fois au levant et au couchant, ni étroite, ni humide.

Le régime alimentaire se composera de viandes rôties, de légumes frais, de laitage, de vins généreux, mais la misère, neuf fois sur dix, est la cause du mal.

II. TRAITEMENT EXTERNE. — A défaut de ces moyens, recommander :

La gymnastique, qui procure une fatigue salutaire, favorise les fonctions cutanées, développe les muscles thoraciques et amplifie les mouvements respiratoires.

Les frictions sèches sur la surface tégumentaire, qui stimulent la circulation périparrique et régularisent la sécrétion épidermique.

Enfin les bains, médicamenteux ou non, mais administrés à température croissante.

III. TRAITEMENT INTERNE. — Parmi les médications préconisées, les unes sont encore destinées à réveiller l'appétit, à stimuler les fonctions digestives : les amers, gland torréfié, feuilles de noyer, houblon, quinquina, gentiane ; les autres tendent à modifier le régime des fonctions assimilatrices par une sorte de propriété spécifique. L'iode, sous toutes les formes, répond à cette indication : l'iodure de fer, l'iodure de potassium, l'iode métallique.

L'huile de foie de morue produit des résultats plus merveilleux encore. La dose quotidienne est de 50 à 60 grammes. Le malade en prendra autant qu'il en pourra supporter sans préjudice pour son appétit et la régularité de ses fonctions digestives.

IV. TRAITEMENT HYDRO-MINÉRAL. — 1° *Eaux thermales*. — Le traitement par les eaux thermales n'a de valeur qu'autant qu'il peut être suivi dans la station balnéaire même. Qu'on s'adresse aux sources des Pyrénées, de la Suisse ou de la Savoie, la vie au grand air, dans une atmosphère pure, pendant la belle saison, voilà le principal bénéfice qu'on peut tirer de ces cures.

2° *Bains de mer*. — Les bains de mer, à part quelques cas spéciaux, répondent mieux encore aux principales indications ; selon les circonstances, choisir entre la Méditerranée, la Manche et l'Océan.

Variot.

L'enfant scrofuleux sera surveillé et traité de bonne heure; c'est un terrain maigre qu'il faut enrichir.

Il faut, par tous les moyens, surexciter le mouvement de la nutrition.

I. TRAITEMENT HYGIÉNIQUE. — L'enfant vivra à la campagne, dans un lieu sec et élevé, ou mieux encore au bord de la mer.

Il est vrai qu'il y a plus de scrofule et de tuberculose sur le bord de la mer, dans la population des pêcheurs, que partout ailleurs. Est-ce là un argument contraire à l'opinion généralement admise que les enfants scrofuleux doivent trouver de grands avantages à vivre sous l'influence de l'atmosphère du bord de la mer? Non assurément.

Si les enfants des marins, des pêcheurs sont si souvent scrofuleux et tuberculeux, c'est qu'ils vivent dans des conditions d'hygiène des plus déplorables, c'est qu'ils sont presque toujours fils d'alcooliques et de syphilitiques, et souvent le produit de mariages consanguins.

Ceci prouve, une fois de plus, que l'atmosphère ne suffit pas et qu'on ne saurait mettre les enfants scrofuleux en pension chez les marins et les pêcheurs, comme on l'a proposé, et qu'il faut continuer à les hospitaliser dans des établissements spéciaux réunissant toutes les conditions de confort possible au bord de la mer.

L'enfant prendra plusieurs heures d'exercice par jour, au grand air; il fera de la gymnastique.

Il sera bien vêtu, bien protégé contre le froid, car il est frileux, à cause de la pauvreté de son sang.

Son alimentation sera substantielle et des plus animalisées.

II. TRAITEMENT MÉDICAL. — On donnera au scrofuleux des fortifiants, tels que l'huile de foie de morue, à doses progressives, et des préparations de quinquina.

III. TRAITEMENT HYDRO-MINÉRAL. — Le scrofuleux prendra de grands bains salés, plusieurs fois par semaine.

Si les circonstances le permettent, on l'enverra aux stations salines de Salies-de-Béarn.

SCROFULO-LYMPHATISME.

Dieulafoy.

I. RÉGIME. — Habiter au grand air, au bord de la mer. — Faire des exercices physiques.

L'alimentation doit être surveillée; elle se composera surtout de viandes, de légumes frais, d'aliments gras et huileux.

II. TRAITEMENT INTERNE. — Prescrire l'huile de foie de morue à hautes doses, les préparations iodées, phosphatées et arsenicales.

III. TRAITEMENT EXTERNE. — Conseiller l'hydrothérapie, les bains de mer, les eaux salines, les eaux sulfureuses, les eaux iodo-bromurées.

SUETTE.

Laboulbène.

I. TRAITEMENT EXTERNE. — Ventouses sèches, contre l'oppression.

Lotions répétées d'eau fraîche.

II. TRAITEMENT INTERNE. — Limonade vineuse. Sulfate de quinine.

TÉTANOS.

TÉTANOS.

Verneuil.

I. HYGIÈNE. — Isoler le malade dans l'obscurité et le silence.

Éviter tout contact de la peau qui pourrait éveiller des réflexes. Envelopper le malade dans de la ouate, pour le maintenir à une température constante.

Ne donner que des aliments liquides.

II. TRAITEMENT MÉDICAL. — Administrer, dans les vingt-quatre heures, des doses de chloral variant entre 12 et 25 grammes.

Si l'on n'obtient pas la résolution musculaire et si des convulsions se produisent, associer la morphine au chloral.

III. TRAITEMENT ÉLECTROTHÉRAPIQUE. — Courants continus, contre les accès de suffocation.

P. Berger.

I. PROPHYLAXIE. — Désinfecter les locaux contaminés par les individus ou les animaux tétaniques; isoler les cas, nettoyer avec soin les plaies suspectes.

II. TRAITEMENT MÉDICAL. — Après avoir isolé le malade, lui administrer le chloral à la dose de 8 à 12 grammes par jour, la morphine, la fève de Calabar.

III. TRAITEMENT CHIRURGICAL. — Pratiquer l'amputation si elle n'exige pas de trop grands délabrements, afin d'éviter la formation de nouvelles toxines.

Vaillard.

Injecter au malade du sérum antitoxique, voilà le

seul traitement rationnel du tétanos. La méthode de
Behring et Kitasato agit trop tard ; aussi est-il bon,
chez tout malade portant une plaie souillée de terre,
de faire des injections préventives d'antitoxine.

Péan.

Pratiquer la réunion immédiate comme moyen
d'éviter l'infection tétanique.

1° Toutes les fois qu'un malade se fait une blessure,
même légère, soit à la ville, soit à la campagne, laver
la plaie avec un liquide antiseptique quelconque, et
la recouvrir non pas avec un linge perméable, comme
on le fait généralement, mais bien avec une substance
imperméable, telle que le collodion, le diachylon ;

2° Panser avec plus de soin encore, au moyen des
antiseptiques, les plaies plus sérieuses ;

3° Renoncer au thermocautère pour le débridement
des plaies infectieuses et lui substituer le bistouri,
dans tous les cas, pour les débridements, afin de régu-
lariser les plaies et pour enlever les corps étrangers,
quand leur volume l'exige ;

4° Remplacer les ligatures par le pincement des
vaisseaux ;

5° Ne pas laisser volontairement les plaies ouvertes,
les maintenir à l'abri de l'air, pendant et après les
pansements ;

6° Donner la préférence aux pansements rares ;

7° Immobiliser le mieux possible la région vulnérée ;

8° Isoler les malades. L'isolement que nous avons
été le premier à pratiquer dans les hôpitaux, nous
a déjà mis à l'abri d'autres maladies infectieuses, telles
que l'érysipèle et l'infection purulente, qui, à l'heure
actuelle, ont disparu de nos services hospitaliers,
comme le tétanos lui-même.

A. Guinard.

Toutes les fois que le chirurgien se trouve en présence d'une plaie qui, par une raison quelconque (plaie, coupure, morsure de cheval, plaie souillée de terre des rues, etc.), lui fait craindre l'apparition du tétanos, il faut faire la vaccination préventive par les injections d'antitoxine.

Il faut pratiquer d'urgence et le plus tôt possible ces injections, dès que les premiers spasmes apparaissent.

Ces injections *sont absolument* innocentes et préviennent sûrement le tétanos.

Lorsque les premiers symptômes du tétanos surviennent à la suite d'une plaie, il y a déjà des lésions cellulaires nerveuses constituées. Les injections de sérum de cheval anti-tétanique ne peuvent rien contre ces lésions mais s'opposent radicalement à la production de nouvelles lésions.

Il en résulte que le pronostic dépend uniquement de l'étendue et de l'intensité de ces lésions au moment où on intervient. Le pronostic reste fatal, malgré les injections de Roux, si les lésions déjà constituées étaient mortelles.

TUBERCULOSE.

Potain, Bouchard, Jaccoud, Landouzy, Dujardin-Beaumetz, Huchard(1).

1. TRAITEMENT. — Prescrire un traitement basé sur la créosote, le gaïacol, l'aristol, l'acide sulfureux, le chloral, le naphtol camphré, l'huile camphrée.

(1) Voy. Paul Lefert, *La pratique des maladies des poumons.*

Conseiller les eaux arsenicales, chlorurées sodiques et sulfureuses.

II. Régime. — Alimenter le malade, le faire vivre au grand air.

TYPHUS.

Ch. Bouchard.

Prescrire :

Chloroforme	5 gr.
Rhum	100 —
Limonade tartrique	895 —

à prendre en vingt-quatre heures.

On administrera également la quinine à hautes doses. On devra s'adresser aux sels de quinine les plus solubles et notamment au bibromhydrate de quinine.

Dieulafoy.

I. Traitement prophylactique. — Disséminer et isoler les malades dans des lieux bien aérés; désinfecter les milieux contaminés.

II. Traitement interne. — Administrer une médication tonique et alcoolique ; y joindre quelques calmants.

III. Traitement externe. — Prescrire des lotions froides.

IV. Régime. — Donner une alimentation modérée.

Lancereaux.

I. Traitement externe. — Prescrire les lotions

froides alcoolisées, les bains tièdes et même les bains froids.

A tous les malades, donner une lotion alcoolisée matin et soir.

A ceux dont la température atteint 40° et au delà, donner des bains tièdes de vingt à trente minutes chaque jour, et à la suite faire une friction alcoolisée; puis, en outre, chaque jour, deux lotions avec un mélange d'eau ordinaire et d'eau de Cologne.

Par ces moyens, on parvient, tout en stimulant les malades, à abaisser momentanément la température, et à les tirer d'affaire.

S'il y a une torpeur excessive, recourir aux bains froids très courts et même aux douches.

La bouche toujours sèche sera nettoyée avec le jus de citron et souvent badigeonnée à l'aide de la glycérine.

II. Traitement interne. — Pour relever l'état de dépression du système nerveux, se servir de la caféine ou de l'éther en potions, à la dose de 1 à 2 grammes par vingt-quatre heures :

```
Julep gommeux.....................   125 gr.
Éther.............................     1 — 50
Caféine ..........................     1 à 2 —
Benzoate de soude.................     1 à 2 —
```

III. Régime. — Prescrire le régime exclusivement lacté à la dose de 1 à 2 litres de lait par jour, et, de plus, donner des grogs à l'eau-de-vie et au café, dont la quantité varie suivant l'intensité de la soif.

IV. Hygiène. — En même temps que la médication, faire ventiler la chambre du matin au soir, tenir les fenêtres constamment ouvertes.

Pratiquer des pulvérisations phéniquées constantes.

Talamon.

Emploi systématique des bains froids, qui trouvent ici réunies leurs principales indications : l'hyperthermie, l'ataxie nerveuse et l'asthénie cardiaque.

Thoinot.

Typhus exanthématique. — I. TRAITEMENT CURATIF. — Combattre les symptômes. Les grandes lotions faiblement antiseptiques et les bains rendraient certainement de grands services.

II. PROPHYLAXIE. — Aération, isolement, désinfection de la chambre du malade, du linge, des vêtements, des objets de literie.

VACCINE.

P. Brouardel.

1° *Quand et comment faut-il vacciner ?* — La vaccination est une pratique à laquelle personne ne doit se soustraire. Il n'y a pas d'âge, de tempérament, d'idiosyncrasie qui puisse la contre-indiquer.

Il faut vacciner les enfants très peu de temps après la naissance. On évite pourtant de pratiquer cette petite opération chez les nouveau-nés. L'âge le plus favorable est celui de deux à trois mois.

Jamais on ne doit dépasser la limite de six mois.

Il ne faut pas hésiter à agir plus tôt, quand on se trouve dans un foyer d'épidémie.

Dans ce cas, on ne doit pas se laisser arrêter, comme en temps ordinaire, par une crise dentaire, par une poussée d'eczéma ou d'impétigo.

On peut vacciner en toute saison, mais on évite,

lorsqu'il n'y a pas d'urgence, les grands froids et les grandes chaleurs.

2° Quand et comment faut-il revacciner? — La nécessité des revaccinations est reconnue par tout le monde aujourd'hui, et dans le projet de loi sur la vaccine obligatoire, les médecins les plus autorisés ont proposé de prescrire la première revaccination à dix ans, la seconde à vingt et ultérieurement, les revaccinations en masse, dans les régions placées sous le coup d'une épidémie variolique grave.

Il s'agit, dans ce cas, de revaccination obligatoire, et la loi ne doit pas se montrer trop exigeante.

La loi qui est en vigueur en Allemagne n'exige la première revaccination qu'à l'âge de douze ans.

Les parents soucieux de la santé de leurs enfants ne doivent pas attendre si longtemps. Il est plus sage de pratiquer la première revaccination à sept ou huit ans, la seconde de quinze à vingt; on fait bien d'en opérer une troisième de trente à trente-cinq.

On peut ensuite s'en tenir là, sauf dans le cas d'épidémies, où la règle doit être de revacciner tout le monde.

3° Où faut-il vacciner? — Le lieu d'élection pour pratiquer les piqûres vaccinales est la partie moyenne et externe du bras.

Cependant ce procédé présente l'inconvénient que les enfants y portent facilement la main et, s'il s'agit de petites filles, elles sont exposées à montrer des cicatrices désagréables, lorsqu'elles sont arrivées à l'âge où la mode les oblige à se décolleter.

Beaucoup de femmes, aujourd'hui, se font vacciner à la jambe pour éviter ce petit ennui et font de même pour leurs petites filles. Elles les exposent à des lymphangites et à des engorgements ganglionnaires de la région inguinale.

On peut, le plus souvent, à force de soins, mettre

les piqûres à l'abri du contact irritant des urines ; mais cela n'est pas possible chez les enfants des classes pauvres et il faut éviter de les vacciner aux membres inférieurs.

4° *Nombre de piqûres.* — Le nombre de piqûres doit être proportionné à l'âge et à la force du sujet.

En général, on en fait six chez les jeunes sujets ; toutefois, lorsque les circonstances forcent à vacciner de très jeunes enfants, ou s'ils sont malingres, débiles, il vaut mieux se borner à en faire trois seulement.

On peut également se contenter de trois inoculations chez les adultes, lorsqu'ils ont été revaccinés à dix et vingt ans.

VARICELLE.

Variot.

Varicelle gangréneuse. — I. TRAITEMENT ANTISEPTIQUE. — Le traitement antiseptique est évidemment indiqué pour les ulcérations escarrotiques, sanieuses et très étendues.

Les bains faiblement phéniqués sont mieux supportés que les bains salés.

Les pulvérisations à l'acide borique ont l'avantage de déterger ces plaies, dans lesquelles se feraient, sans doute, des fermentations putrides.

Les applications de permanganate de potasse en solution à 1/1000 et les onctions à la pommade iodoformée à 4 pour 30 de vaseline, ont paru avoir les plus heureux résultats.

II. TRAITEMENT GÉNÉRAL. — Soutenir les forces de l'enfant par l'alimentation et les boissons cordiales, grogs chauds et potions au quinquina.

VARIOLE.

Jaccoud.

La principale indication est dans l'exagération des troubles nerveux ou des élévations thermiques. L'hydrothérapie est surtout commandée par la production d'accidents cérébraux,

Dujardin-Beaumetz.

I. MESURES PROPHYLACTIQUES — La variole est éminemment contagieuse. Les mesures préventives sont la vaccination et la revaccination.

II. MESURES A PRENDRE DÈS QU'UN CAS DE VARIOLE SE PRODUIT. — Dès qu'un cas de variole se produit, il faut le déclarer au commissariat de police du quartier pour la ville de Paris, ou à la mairie, dans les communes du ressort de la préfecture de police.

L'administration se charge d'assurer le transport ou l'isolement du malade et la désinfection du logement contaminé.

A. *Transport du malade.* — Dans le cas où on ne pourra soigner le malade et l'isoler convenablement à domicile, le transport devra toujours être fait dans une des voitures spéciales mises gratuitement à la disposition du public par l'administration.

B. *Isolement du malade.* — Le malade, s'il n'est pas transporté, sera placé dans une chambre séparée où les personnes, appelées à lui donner des soins, doivent seules pénétrer.

Son lit sera placé au milieu de la chambre; les tapis, les tentures et les grands rideaux seront enlevés.

Le malade sera tenu dans un grand état de propreté.

Il faut éloigner immédiatement toute personne qui ne concourt pas au traitement des malades et surtout les enfants.

Les personnes, appelées à donner des soins à un varioleux, devront être revaccinées.

Toutes les personnes qui donnent des soins aux varioleux se laveront les mains avec une solution de sulfate de cuivre faible (12 gr. par litre d'eau) toutes les fois qu'elles auront touché le malade ou les linges souillés. Elles devront aussi se rincer la bouche avec de l'eau bouillie.

Elles ne mangeront jamais dans la chambre du malade.

C. *Désinfection des objets ayant été en contact avec le malade et mesures de précaution à prendre par celui-ci.* — Les linges, les objets qui ont touché aux malades, les déjections, etc., doivent être désinfectés à l'aide de solutions de sulfate de cuivre. Ces solutions seront de deux sortes : les unes, fortes, renfermant 50 grammes de sulfate de cuivre par litre ; les autres, faibles, renfermant 12 grammes par litre. Les solutions fortes serviront à désinfecter les déjections et les linges souillés ; les solutions faibles serviront au lavage des mains et des linges non souillés.

Les commissaires de police tiennent gratuitement à la disposition du public des paquets de 25 grammes destinés à faire les solutions. On mettra deux de ces paquets dans 1 litre d'eau pour préparer les solutions fortes et un paquet dans 2 litres pour préparer les solutions faibles.

Pour désinfecter les matières, on versera, dans un vase destiné à les recevoir, un demi-litre de la solution forte.

On lavera avec cette même solution les cabinets d'aisances et tout endroit où les déjections auront été jetées et répandues.

Aucun des linges, souillés ou non, ne doit être lavé dans un cours d'eau.

Les linges souillés seront trempés et resteront deux heures dans une solution forte. Les linges non souillés seront plongés dans une solution faible.

Les habits, les literies et les couvertures seront portés aux étuves municipales publiques de désinfection. A Paris, des voitures spéciales viennent chercher à domicile les objets à désinfecter, et elles les rapportent après leur passage à l'étuve municipale. Dans la banlieue, les étuves sont mobiles; elles sont conduites à proximité de l'immeuble où il y a des objets à désinfecter.

Pendant la maladie, les poussières du sol de la chambre seront enlevées chaque jour et immédiatement brûlées. Avant le balayage, on projettera sur le plancher de la sciure de bois humectée avec une solution de sulfate de cuivre (12 gr. par litre).

D. *Désinfection des locaux.* — La désinfection des locaux est faite gratuitement par des désinfecteurs spéciaux. Pour obtenir cette désinfection, il suffit de s'adresser, à Paris, au commissaire de police du quartier. Dans la banlieue, c'est le maire qui doit assurer ce service.

Un médecin délégué est chargé d'assurer l'exécution des mesures prescrites ci-dessus.

Audhoui.

Varioles confluentes graves. — Dans la fièvre secondaire de suppuration, donner comme potion :

Acide phénique...................	1 gr.
Sirop de quinquina.............	30 —
Julep gommeux..................	120 —

Descroizilles.

I. TRAITEMENT EXTERNE. — Au début, essayer de faire avorter les pustules varioleuses par le pansement suivant :

1° Savonnage de la surface, puis lotions à l'eau boriquée et assèchement avec la ouate hydrophile.

2° Application sur les pustules de :

N° 1. Huile de ricin.............. 4 gr.
     Collodion .... 40 —

N° 2. Glycérine .... 10 gr.
     Savon....................... 20 —
     Onguent mercuriel. .... 40 —

II. TRAITEMENT INTERNE. — Prescrire :

Teinture de musc.................... 1 gr.
    —   de cannelle............... 2 —
Sirop de morphine. .... , 20 —
    — simple .... 10 —
Eau de tilleul..................... 60 —

Par cuillerées à café.

Variole hémorragique. — Prescrire :

Sulfate de quinine .... 1 gr.
Sucre........................... 4 —

Pour douze paquets ; prendre six paquets par jour

Ducastel.

I. MÉDICATION ÉTHÉRO-OPIACÉE. — Injecter matin et soir hypodermiquement l'éther, à la partie supérieure de la cuisse ou dans la fesse, en plein tissu sous-cutané, chaque fois à la dose d'une pleine seringue de Pravaz.

Tous les jours le malade prendra six cuillerées d'une potion où l'opium est associé à l'éther :

> Sirop d'éther...............
>   — de menthe........... àà   30 gr.
>   — d'opium ....

Mais cette potion est souvent mal tolérée, on peut la remplacer par la préparation suivante :

> Extrait d'opium............... 15 centigr.

à prendre en 24 heures.

L'opium agit surtout en calmant l'excitation nerveuse, l'agitation si pénible des malades. Plus le délire est intense, plus on doit élever la dose d'opium.

Cette méthode, appliquée assez tôt, arrête le développement de l'éruption et modère la suppuration.

Quand celle-ci est établie, elle la diminue et atténue ses accidents les plus pénibles. Nombre de papules s'arrêtent avant le stade de vésiculation, et des vésicules se dessèchent sans suppuration; la dysphagie et la salivation sont aussi très atténuées.

Donner en même temps 7 à 10 centigrammes d'extrait thébaïque dans une potion alcoolisée.

En outre, donner en plusieurs fois dans la journée 'a solution suivante :

> Perchlorure de fer.............. XX gouttes
> Eau .... 125 gr.

à prendre par cuillerée.

Ce traitement n'a pas grande influence sur l'intoxication générale, mais il modifie souvent heureusement l'éruption et paraît modérer la suppuration.

Henri Huchard.

Conseiller les bains tièdes, qui ne provoquent pas des réactions trop vives, trop irrégulières, qui sont bien tolérées à la période de suppuration pendant laquelle ils procurent un nettoyage complet de la peau, un pansement des pustules et du derme enflammé.

La saignée trouve quelques indications, notamment pour combattre les hyperémies viscérales et les stases sanguines du début de la maladie.

Variole hémorragique. — Prescrire les bains froids.

Tenneson.

Prescrire la médication éthéro-opiacée : deux injections d'éther et d'opium (15 ou 20 centigr.), par jour, matin et soir.

Donner l'opium par doses massives : faire prendre, matin et soir, une pilule de 10 centigrammes.

Il ne faut pas émietter, fractionner les médications sérieuses; en rassemblant les doses, elles font balle.

Balzer.

La saignée doit être absolument proscrite du traitement de la variole, même chez les sujets pléthoriques.

Sevestre.

Les bains de sublimé atténuent ou font avorter la variole.

Talamon.

I. PULVÉRISATIONS. — 1º *Substances à employer.* — Pour atténuer les déformations cicatricielles de la face dans la variole, faire, avec l'appareil de Richardson,

des pulvérisations éthérées d'une substance antiseptique (iodoforme, tannin, salol, sublimé).

L'iodoforme a l'inconvénient de son odeur.

Le tannin exerce sur les pustules une compression
douloureuse.

Le salol ne donne de bons résultats que dans les varioles légères ou peu abondantes.

Dans les autres formes, préférer le sublimé ainsi
formulé :

Sublimé corrosif......... ... }
Acide tartrique....... ..... } ãã   1 gr.
Alcool à 90°...............   5 c. c.
Éther sulfurique........... .... Q. S. p 50 —

2° *Nombre de pulvérisations.* — Faire les pulvérisations, sur la face, particulièrement sur les points où
l'éruption est le plus abondante, trois ou quatre fois
par jours pendant les deux ou trois premiers jours;
deux pulvérisations suffisent, en général, à partir du
quatrième jour.

Continuer les pulvérisations jusqu'à l'entière dessiccation des pustules.

3° *Technique.* — Faire asseoir le malade, les yeux
fermés, en face de l'opérateur.

La solution étant caustique, car elle provoque souvent une vésication douloureuse avec larges phlyctènes, protéger les yeux et les narines, en les recouvrant d'un tampon de ouate, trempé dans une solution
saturée d'acide borique.

Promener le jet du pulvérisateur sur le front, les
joues, le nez, le menton, de haut en bas, jusqu'à ce
que la totalité du visage soit humectée du liquide.

Éviter la décoloration de la peau, la formation de
phlyctènes et la douleur.

4° *Durée des pulvérisations.* — La durée de la pulvérisation est variable : aller jusqu'à ce que les pus-

lules et la peau commencent à blanchir sous la couche
de sublimé déposée, ce qui se produit au bout d'une
minute environ.

5° *Mode d'action.* — Dans les *varioles confluentes pri-
mitives* et dans les *confluentes hémorragiques*, les pulvérisations n'ont aucune action utile.

Dans les *varioles cohérentes confluentes*, la plupart
des vésico-pustules sont arrêtées dans leur évolution.

Dans les *varioles cohérentes* et les *abondantes*, l'avortement papuleux est général : le gonflement de la face
ne se produit pas ou est à peine marqué.

Les pulvérisations n'empêchent pas la formation
des cicatrices, mais elles en diminuent le nombre et
la profondeur.

Ce résultat est d'autant plus sûrement obtenu
qu'elles ont été commencées à une époque plus rap-
prochée du début de l'éruption.

II. BADIGEONNAGES. — 1° *Substances à employer.* —
Ajouter aux pulvérisations des badigeonnages de glycérolé de sublimé au 1/15 :

    Sublimé. . . . .   2 gr.
    Glycérol d'amidon . . . .   30 —

2° *Technique.* — On applique ces badigeonnages sur
la figure, au moyen d'un tampon de ouate.

Cette application doit être faite en appuyant et par
de douces frictions, en évitant les yeux et la bouche.
Elle maintient la peau sous une couche antiseptique.

La pulvérisation et l'emploi de ce glycérolé seront
continués, trois fois par jour, pendant quatre à cinq
jours.

3° *Lavages et gargarismes.* — Traiter l'éruption de
la bouche et de la gorge par des lavages et des gargarismes antiseptiques répétés.

En outre, faire badigeonner toutes les deux heures

la muqueuse, avec un collutoire formé de parties
égales de glycérine et de salol.

III. BALNÉATION ANTISEPTIQUE. — Après la chute
des croûtes, prescrire, dans les formes cohérentes, cohé-
rentes-confluentes, et dans les formes graves, les bains
tièdes généraux au sublimé (30 gr. pour un bain ordinaire), pendant trois quarts d'heure et les onctions
avec la glycérine salolée. Les abcès multiples deviennent plus rares.

Ces bains de sublimé sont à la fois antiseptiques,
antithermiques et sédatifs ; on doit les administrer
quotidiennement jusqu'à la période de dessiccation,
puis tous les deux jours et enfin toutes les semaines
durant la convalescence.

Ils seront *tièdes*, sauf dans les cas d'hyperthermie,
où ils seront *refroidis* jusqu'à 25 et même 22°. Leur
durée, suivant la tolérance du malade, doit varier de
dix à trente minutes.

On les prépare, en versant dans l'eau du bain, la
solution suivante :

Sublimé . . . . 15 gr.
Alcool à 30° . . . . 100 —

F. s. a. pour un bain.

On doit appliquer le traitement à toutes les périodes
de la maladie, mais il ne produit l'avortement des
pustules qu'autant, cela s'entend, que celles-ci ne sont
pas en suppuration.

Leur avortement, quand il se produit, est indiqué
par une desquamation en plaques minces que le
malade ne doit point arracher.

Ce traitement local, aidé du seul traitement tonique
à l'intérieur, n'a aucune influence sur l'évolution de
la maladie, dans les formes graves, confluentes pri-
mitives et confluentes hémorragiques ; mais pour les
formes moyennes, il a une certaine efficacité en dimi-

nuant la suppuration, en provoquant l'avortement papuleux, en diminuant le nombre et surtout la profondeur et l'étendue des cicatrices.

IV. TRAITEMENT GÉNÉRAL. — Ce traitement ne dispense pas de l'emploi des médications classiques :

Antisepsie de la bouche et des narines ;

Alimentation du malade ;

Opium ou chloral, contre l'insomnie.

Dreyfus-Brisac.

Les résultats obtenus par la médication éthéro-opiacée sont très concluants, si l'on s'en tient aux cas où le traitement peut être employé dans toute sa teneur, dès le début de l'éruption jusqu'au début de la dessiccation. Si l'on ne peut voir dans cette médication l'antidote du poison variolique, son influence sur la marche de l'éruption est indéniable.

Lorsqu'on intervient au début de l'éruption, celle-ci présente un véritable arrêt de développement. Du côté des muqueuses, l'éruption évolue *pari passu*. Les papules de la bouche, de la gorge s'arrêtent comme celles de la peau ; les phénomènes fonctionnels correspondants : salivation, dysphagie, sont singulièrement atténués. Le trait dominant de cette évolution est qu'à première vue les malades traités se reconnaissent des autres, par le peu d'intensité de la suppuration. La variole, considérée au point de vue de l'éruption seule, est pour ainsi dire transformée en varioloïde. Aussi les accidents si graves, propres à la dernière période de la maladie, font-ils défaut.

En résumé, la médication éthéro-opiacée est un modificateur puissant de l'éruption variolique.

Richardière.

Traiter la variole par les bains et les pansements au sublimé. Cette médication, par les idées qui la motivent et les moyens dont elle dispose, peut être considérée comme une méthode d'antiseptisation systématique des varioleux.

Au reste, elle est une modification du traitement recommandé par Talamon et consiste dans la *balnéation* et les *pansements au sublimé*. En voici la technique :

I. BALNÉATION ANTISEPTIQUE. — Les bains sont au sublimé ou à l'acide borique, suivant les phases de la maladie.

1° *Bains mercuriels* avec 10 grammes de sublimé en solution alcoolique, d'un quart d'heure chacun et en nombre variable quotidiennement ;

Deux bains, l'un le matin, l'autre le soir, jusqu'à la fin de la période de suppuration.

Un bain pendant la période de dessication.

2° *Bains boriqués* pendant la desquamation.

Dans le cas de suppurations multiples, tardives et rebelles, essayer les bains permanents maintenus à 36° et additionnés de 300 grammes d'eau boriquée saturée.

II. PANSEMENTS ANTISEPTIQUES. — Les bains agissent seulement sur les membres et le tronc. On les remplace sur la face par le pansement suivant : c'est le *casque de tarlatane*.

1° Au moyen de bandes de tarlatane imbibée de la solution de sublimé à un demi-millième, envelopper la tête, la nuque, le cuir chevelu, les oreilles et, au moyen d'une languette, le nez, le front et les sourcils.

2° Une autre bande semblable couvre les régions latérales : le menton et les joues.

3· Appliquer une troisième bande, en sablier, cachant le nez et la bouche ;

4° Durant toute la maladie, maintenir ce pansement, en l'humidifiant plusieurs fois par jour avec un tampon de ouate hydrophile ou par des pulvérisations au sublimé.

Ce pansement occlusif exerce manifestement une action abortive sur les pustules, mais à la condition d'être appliqué dès le début de l'éruption. Il abrège la durée de celle-ci, en diminue la violence, prévient les infections secondaires et est aisément toléré.

On pourrait redouter les accidents d'hydrargyrisme. Mais il y a une tolérance remarquable des varioleux pour le sublimé.

III. ANTISEPTISATION DES MUQUEUSES. — On complète ce traitement par l'antiseptisation des muqueuses :

1° *Antisepsie de la bouche* par des gargarismes avec de l'eau boriquée forte.

2° *Antisepsie génitale* par l'application permanente de tarlatane au sublimé sur la vulve.

3° *Antisepsie oculaire* par des lotions avec l'eau boriquée et, en cas d'ulcération cornéenne, par la poudre d'iodoforme.

4° *Antisepsie intestinale*, dans les cas de diarrhée ou d'hémorragie, par les lavements avec l'eau naphtolée ou boriquée.

IV. RÉGIME. — L'antiseptisation ainsi pratiquée ne dispense pas du régime.

La diète lactée sera suivie pendant toute la période fébrile.

C'est seulement au troisième jour, après la défervescence qu'il faut permettre un retour graduel à l'alimentation ordinaire.

V. TRAITEMENT GÉNÉRAL. — Inutile d'ajouter que les toniques ont leur indication éventuelle et que l'adynamie motive l'emploi de l'alcool à l'intérieur.

Variole et grossesse. — Faire prendre aux malades chaque jour un bain de sublimé d'un quart d'heure; donner deux bains si l'éruption est abondante.

De plus, recouvrir constamment les organes génitaux externes de compresses de tarlatane fréquemment imbibées de liqueur de Van Swieten étendue, pulvérisée sur la tarlatane.

Enfin, deux fois par jour, faire des injections vaginales de sublimé à 50 centigrammes par litre.

Continuer ce traitement, sans modification, après l'accouchement ou après l'avortement.

Ne faire d'injection intra-utérine au sublimé que dans le cas où il y a ascension thermique. Les injections intra-utérines ont un résultat excellent; elles amènent toujours rapidement la disparition des accidents.

L'emploi du sublimé est bien supporté, s'il y avait une stomatite d'intensité modérée, supprimer le sublimé et le remplacer par le permanganate de potasse.

Juhel-Renoy.

TRAITEMENT PAR L'ATTÉNUATION DES RAYONS SOLAIRES. — Le fait de soustraire le malade à l'action des rayons chimiques du soleil ne pourrait prévenir la suppuration; c'est un procédé d'atténuation de la suppuration, capable tout au plus, de rendre les cicatrices post-varioliques moins apparentes et moins disgracieuses.

En tout cas, un tel résultat ne serait pas mince et serait certes apprécié des patients. L'expérience est, au reste, bien aisée à faire.

De simples rideaux rouges aux fenêtres suffisent à tamiser les rayons chimiques du spectre solaire.

L. Guinon.

Ajouter au bain 15 à 20 grammes de sublimé en solution acide, par exemple dans l'acide tartrique, pour assurer une désinfection plus complète.

SUPPLÉMENT.

ANGINE.

Jaccoud.

Angine à streptocoques. — I, TRAITEMENT LOCAL. — Enlever les fausses membranes ; appliquer plus ou moins fréquemment, suivant la gravité des cas, une solution de sublimé ainsi formulée :

Glycérine.	500 gr.
Sublimé.	1 —

Dans l'intervalle des applications, faire pulvériser de l'eau boriquée dans l'arrière-gorge.

II. TRAITEMENT GÉNÉRAL. — Donner le lait non comme aliment, mais comme diurétique ; donner de l'alcool, dont la dose variera suivant l'âge, le sexe et la constitution.

Quand il y a de la fièvre, donner de l'acide salicylique. On peut l'employer aussi lorsque la fièvre n'existe pas, mais seulement à petites doses.

ARTHRITISME.

Lancereaux.

I. Régime. — Faire trois repas réguliers, éviter de manger vite, rester sur l'appétit; vivre de viandes faites, grillées ou rôties, permettre le poisson, le le jambon, le beurre, les œufs frais, les fromages secs, le lait, les légumes verts.

Ne prendre que peu de pain.

Boire du thé ou de la bière aux repas.

Parfois diète lactée absolue.

II. Traitement. — Sulfate de quinine à doses fortes (1 à 2 gr.).

BACILLES ET TOXINES.

Charrin.

Le *froid* agit assez vite sur la rapidité de pullulation et de sécrétion, mais pour tuer les infiniment petits, il faut descendre à des températures excessives — 60° à — 90°. C. Et même à ce chiffre de — 60°, il convient de prolonger la réfrigération pendant quatre à six heures.

La *chaleur* est plus énergique. La *pression* affaiblit la bactérie du pus bleu. Mais elle doit être énorme et être portée à 30 ou 40 atmosphères pour obtenir des effets comparables.

L'*électricité* diminue sensiblement les sécrétions des bacilles, mais il a fallu aux expérimentateurs recourir à des courants sinusoïdaux, à haute ou basse fréquence.

L'*ozone* et l'*oxygène pur* sont des antiseptiques médiocres et ne parviennent pas à supprimer toute vitalité.

La *ventilation* vaut mieux et c'est elle qui fait circuler l'oxygène et l'ozone. Les *tourbillons aériens* opèrent surtout, comme la *pluie*, des déplacements de microbes.

La *sécheresse* constitue, pour les parasites infectieux, un danger bien plus grand que l'*humidité*.

Au point de vue pratique, la *lumière* est le plus intéressant et peut-être le plus important. La lumière, telle qu'elle est autour de nous, est très énergique. Ses effets se manifestent, qu'on l'emprunte au soleil ou à l'arc électrique.

Les agents cosmiques modifient également les toxines. C'est ainsi que la tuberculine, soumise longtemps à l'oxygène, devient moins active. Ces mêmes agents changent également les terrains inertes.

En refroidissant à — 90° des bouillons stériles, puis en les ensemençant après les avoir ramenés à 37°, on constate que, dans la majorité des cas, quatre fois sur dix, le bacille pyocyanogène se développe un peu mieux au sein de ces bouillons au préalable congelés. Ces faits montrent que le refroidissement est capable de nuire même à un moment où son application a cessé.

Quant à l'ensemble de ces expériences, il n'est pas nécessaire d'y insister pour voir tous les enseignements que les hygiénistes et les pathologistes peuvent en tirer. En somme, on saisit ce qu'il y a de vrai dans les notions ayant trait aux intempéries, au vent, aux courants d'air, à l'obscurité, aux variations thermiques, à l'humidité, parfois à la foudre, en un mot aux différents agents cosmiques invoqués comme causes de maladies.

FIÈVRE TYPHOÏDE.

J. Comby.

Fièvre typhoïde chez l'enfant. — Conseiller les bains froids, à partir de cinq à six ans : donner, dans les vingt-quatre heures, au moins trois ou quatre bains à 25°.

S'il y a de l'hyperthermie, des phénomènes ataxo-adynamiques, donner des bains à 20° toutes les trois heures pendant dix à quinze minutes, quand les enfants ont atteint huit ou dix ans, quand ils réagissent bien et se réchauffent facilement après le bain.

Suspendre les bains froids, en cas d'hémorragie intestinale ou de complication broncho-pulmonaire.

Le Gendre.

Cas graves. — I. TRAITEMENT PAR LES BAINS FROIDS. — N'avoir recours aux bains froids à 20° toutes les trois heures que dans les cas très graves.

Si l'on se décide à baigner le petit malade, on n'oubliera pas que le collapsus est toujours à craindre.

Dès le premier jour, huit bains par jour, jusqu'à ce que la température ait atteint 37°,5. Au moment où on met l'enfant dans le bain, la température de l'eau doit être de 2° au-dessous de celle du malade ; puis on abaisse de 1° toutes les dix minutes, par addition d'eau, jusqu'à ce qu'on ait atteint 30°. C'est le bain de Bouchard.

II. TRAITEMENT PAR LE DRAP MOUILLÉ. — L'enveloppement dans le drap mouillé donne d'excellents résultats ; on peut le renouveler toutes les deux ou trois heures, chaque enveloppement durant vingt, trente minutes, une heure et même plus, selon les résultats obtenus.

III. Traitement interne. — Si, pour une raison quelconque, les bains froids ou les enveloppements mouillés ne sont pas employés, que faire ?

Commencer le traitement par un purgatif (sulfate de magnésie ou de soude) que l'on répétera tous les trois jours ou administrer le calomel à dose purgative et lui substituer ensuite les purgatifs salins.

Prescrire :

Naphtol β.................... ⎱ ⎰ ââ 2 gr. 50
Salicylate de bismuth.......... ⎰

divisés en dix paquets ; un, toutes les deux heures, dans du pain azyme ou du lait chaud, ou une cuillerée de potion Todd, selon l'âge de l'enfant.

S'il y a constipation, remplacer le salicylate de bismuth par le salicylate de magnésie.

Si la diarrhée est modérée, ne donner que le naphtol.

Dans les cas moyens, donner le benzonaphtol, à la dose de 1 à 3 grammes, associé au salicylate de bismuth ou de magnésie.

Administrer un lavement antiseptique froid d'eau boriquée à 4 pour 100, matin et soir.

Le soir, vers les cinq ou six heures, chlorhydrate de quinine par frictions, de demi-heure en demi-heure, de 0 gr. 50 à 2 grammes selon l'âge.

A partir de cinq ans, 1 gramme à 1 gr. 50 suffisent généralement.

Exécution rigoureuse des prescriptions hygiéniques classiques, alimentation liquide, boisson abondante en petite quantité à la fois.

Cas légers. — I. Traitement interne. — Deux fois par jour, un mélange, à parties égales de sulfate de quinine et de benzo-naphtol ou de bétol, à doses variables selon l'âge : à six ans, par exemple, 0 gr. 40 de chaque en vingt-quatre heures.

Tous les deux jours, demi-verre d'eau de Sedlitz.

Tous les jours, un grand lavement avec de l'eau bouillie froide.

Nettoyer soigneusement la bouche, les narines, la peau.

II. Régime. — Donner des bouillons, des potages, du lait, de la limonade vineuse.

III. Traitement des complications. — *Accidents cardiaques* : injections sous-cutanées de caféine, digitale tous les trois jours ; injections de sulfate de spartéine.

Congestion pulmonaire : ventouses sèches, enveloppements froids du thorax.

Hémorragie intestinale : immobilité, opium, glace sur le ventre.

Péritonite : même traitement et suspendre l'alimentation buccale.

FURONCULOSE.

Brocq.

I. Prophylaxie. — Essayer de faire avorter le furoncle, en le cautérisant à son centre. On peut employer dans ce but de petits gâteaux de ouate hydrophile, imbibée d'alcool camphré.

Pour prévenir le développement de nouveaux furoncles, donner des bains sulfureux et faire des frictions générales avec de l'alcool camphré, une ou deux fois par jour.

II. Traitement local. — Faire de deux à six pulvérisations par jour avec une solution phéniquée au 1/100 ; ou si l'acide phénique est mal supporté, avec de l'eau boriquée.

Panser avec la ouate hydrophile imbibée de la solution phéniquée à 1/100 ou d'eau boriquée ; recouvrir avec du taffetas gommé.

Contre les douleurs, appliquer toutes les deux heures un cataplasme de farine de graines de lin à l'eau boriquée arrosé de quelques gouttes d'alcool camphré.

Contre la suppuration, recouvrir les parties voisines d'une couche épaisse de vaseline boriquée.

III. TRAITEMENT CHIRURGICAL. — Ne recourir au débridement à l'aide du bistouri ou du thermocautère qu'en cas de douleurs très intenses.

IV. TRAITEMENT GÉNÉRAL. — Traiter le diabète, l'albuminurie, surveiller l'état du tube digestif et faire de l'antisepsie intestinale avec du naphtol, du bétol ou du salol.

V. RÉGIME. — Interdire le café, les liqueurs, l'alcool, la charcuterie, les salaisons, les fromages, les poissons, les crustacés, le gibier.

Prescrire une vie régulière.

GOUTTE.

Constantin Paul.

Employer la solanine, soit en cachets, soit en pilules, soit en sirop, soit en solution hypodermique :

1° *Cachets.* — Prescrire :

Solanine.	} āā	1 gr.
Sucre.		

en dix cachets.

2° *Pilules.* — Prescrire :

Solanine	2 gr.
Extrait de gentiane	1 —
— de réglisse	Q. S.

en vingt pilules.

3° *Sirop*. — Prescrire :

Solanine...............................	2 gr.
Acide chlorhydrique...................	X gouttes.
Essence de menthe.....................	1 goutte.
Sirop simple	150 gr.

4° *Solution hypodermique*. — Prescrire :

Solanine..............................	2 gr.
Acide chlorhydrique...................	11 gouttes.
Eau distillée	18 —

Auguste Voisin.

Prescrire la pipérazine, à la dose de 1 gramme, par vingt-quatre heures, dans de l'eau simple ou dans de l'eau de Seltz.

LÈPRE.

Brocq.

I. TRAITEMENT LOCAL. — Donner des bains anti-septisés courts et fréquents ; conseiller des lotions phéniquées tous les matins, ou enduire tout le corps d'huile phéniquée.

1° *Les tubercules ne sont pas ulcérés*. — Les détruire, en les cautérisant ; puis faire des lavages et des pansements à l'acide phénique au 1/100 ou au sublimé au 1/1000.

2° *Les tubercules sont ulcérés*. — Les panser avec de la ouate imbibée d'ichtyol, ou avec de la pommade phéniquée, ou encore avec l'iodoforme ou le salol.

Toucher les ulcérations des muqueuses avec de la teinture d'iode ou avec une solution de nitrate d'argent au 1/10 ou au 1/5.

II. Traitement général. — Tonifier le malade par tous les moyens possibles. Le meilleur médicament interne est l'huile de Chaulmoogra. Commencer par V gouttes le matin et V gouttes le soir; puis augmenter de IV à VI gouttes par jour, en quatre fois. Continuer cette dose maxima pendant deux ou trois mois. Après une période de repos, reprendre le médicament, en commençant encore par de faibles doses.

On l'administre dans du thé chaud, du pain azyme.

Si l'huile de Chaulmoogra n'est pas tolérée, donner l'acide gynocardique sous la forme de gynocardate de magnésie ou de soude, aux doses de 1 à 5 grammes par jour, en pilules de 2 centigrammes.

III. Traitement des complications. — Contre les névralgies, donner la morphine, le salicylate de soude, l'antipyrine, l'aconitine.

Contre les maux perforants plantaires douloureux, essayer l'élongation du sciatique.

Contre les poussées fébriles, donner le sulfate de quinine à hautes doses.

IV. Régime. — Hygiène rigoureuse; alimentation saine et abondante.

Propreté méticuleuse.

Séjour dans un climat tempéré.

LUPUS.

Burlureaux.

Employer les cautérisations ponctuées à l'électrocautère. Ces cautérisations doivent être superficielles; elles ne laissent pas de cicatrices.

On peut aussi faire des cautérisations avec une sorte de grille en fil de platine, mais ces cautérisations sont douloureuses.

OREILLONS.

Laveran.

I. PROPHYLAXIE. — Isoler les malades le plus tôt possible, pour enrayer l'extension de la maladie.

II. RÉGIME. — Prescrire le repos et la diète, surtout s'il y a un mouvement fébrile. Éviter le froid qui pourrait provoquer un œdème de la glotte.

III. TRAITEMENT. — Dans la plupart des cas, on peut se dispenser de toute médication active.

Si les régions parotidiennes sont tendues, douloureuses, on prescrira des onctions avec l'huile d'olives ou avec un liniment opiacé.

PURPURA.

Legroux.

Purpura infantile. — Traiter le purpura suivant la cause possible de l'affection et l'état de l'enfant malade. On peut donner du quinquina. Mais les ferrugineux agissent mieux, et surtout le perchlorure d fer, à la dose de 2 à 4 grammes par jour.

Si l'enfant est un peu anémié, lui faire inspirer de l'oxygène qui facilite l'hématose.

Les injections d'ergotine peuvent être utiles, pour enrayer les petites hémorragies cutanées, mais il faut s'en servir avec prudence, la tension sanguine qu'elles provoquent pouvant déterminer la rupture des vaisseaux malades. En outre, la piqûre de la seringue peut amener au lieu piqué des suffusions sanguines assez considérables

Les liqueurs excitantes, Champagne, Todd, sont aussi d'un grand secours.

Mais le remède capital, au cas d'anémie profonde, est la transfusion dans les veines, d'un sérum artificiel. Cette transfusion, doit être faite avec la plus rigoureuse antisepsie; elle élève légèrement la tension sanguine et excite le système nerveux.

A. Mathieu.

Purpura hémorragique. — I. TRAITEMENT. — On a recours à des médicaments hémostatiques, tels que le perchlorure de fer et l'ergot de seigle.

II. RÉGIME. — Si on soupçonne le *scorbut sporadique*, prescrire une alimentation plus réparatrice, avec des légumes verts et du jus de citron.

Purpura infectieux. — I. TRAITEMENT INTERNE. — Administrer les toniques, l'extrait mou de quinquina, le sulfate de quinine pour combattre la fièvre.

III. RÉGIME. — Aliments liquides, tels que lait, bouillon, pulpe de viande, vin et grogs.

Purpura cachectique. — Combattre l'anémie et la cachexie par les moyens usités en pareils cas.

S'il existe des ecchymoses véritables, les garantir contre les chocs extérieurs, et favoriser l'écoulement veineux.

Surveiller la bouche avec soin, à cause de la tendance au saignement et au ramollissement des gencives.

Comme règle générale, si le purpura siège aux membres inférieurs, interdire la station debout et surtout la marche.

RACHITISME.

Marfan.

Prescrire l'émulsion à l'huile de foie de morue phosphatée.

L'association du lacto-phosphate de chaux à l'huile de foie de morue donne les meilleurs résultats. Son goût est médiocre, sa tolérance parfaite; formuler ainsi cette émulsion :

Gomme adragante.................	5 gr.
Solution de lacto-phosphate de chaux à 5 pour 100.................	150 —
Sirop de lacto-phosphate de chaux à 5 pour 100.................	350 —
Huile de foie de morue	500 —
Alcoolature de zestes de citron	20 —

Dose quotidienne : quatre cuillerées à café aux nourrissons ou aux jeunes enfants rachitiques.

On administrera chaque dose avant un repas ou une tétée.

RAGE.

Pasteur.

I. Thérapeutique expérimentale. — Le virus rabique inoculé du chien au singe et ensuite de singe à singe s'affaiblit de plus en plus. Lorsque la virulence a été ainsi diminuée, si le virus est reporté sur le chien, le lapin, il reste atténué. La virulence du virus atténué s'exalte par le passage de lapin à lapin, mais il faut plusieurs passages successifs pour que le virus récupère sa puissance maxima.

On peut avoir ainsi des virus atténués de différentes forces, les moins actifs de ces virus préservent des plus actifs, et ceux-ci du virus mortel. On arrive ainsi par des inoculations répétées avec des liquides de plus en plus virulents à rendre les chiens réfractaires à la rage.

Mais voici un procédé plus facile et plus pratique pour les inoculations préventives de la rage :

On prend la moelle d'un lapin mort de la rage, on la dessèche à la température de 23° dans un flacon stérilisé. La virulence de cette moelle diminue progressivement, et elle peut, au bout de quinze jours, être inoculée sans danger.

II. TRAITEMENT PRÉVENTIF. — Les inoculations préventives de la rage sur l'homme qui a été mordu par un animal suspect se font avec des moelles de lapin de plus en plus virulentes. On commence par une moelle du quinzième jour, et on finit par une moelle du quatrième jour. Il est en général préférable de se servir de moelles très virulentes et d'appliquer ainsi la méthode intensive.

Technique. — On écrase un petit fragment de la moelle dans un bouillon de culture stérilisé. On laisse déposer. On injecte la partie qui surnage, dans le tissu conjonctif sous-cutané, à l'aide d'une seringue hypodermique.

RHUMATISME ARTICULAIRE.

E. Bucquoy.

Rhumatisme suraigu. — Si le sujet est vigoureux, prescrire une ou deux saignées de 350 grammes, au début. Administrer en outre le sulfate de quinine en pilules, en potion, ou en poudre.

SCARLATINE.

Burlureaux.

La scarlatine est surtout grave par l'angine qui l'accompagne; il faut donc traiter cette angine dès le début par les irrigations d'eau boriquée saturée tiède, faites quatre fois par jour avec un irrigateur d'un litre.

SUETTE.

P. Brouardel.

Les émissions sanguines sont contre-indiquées. Il faut en outre éviter tout ce qui tend à augmenter la sudation.

L'ipéca peut être quelquefois utile.

Les révulsifs soulagent l'oppression.

Lorsque la température atteint ou dépasse 41°, il est indiqué de recourir à l'eau froide ; suivant les cas, on emploiera les lotions, les affusions ou les bains.

TÉTANOS.

Laveran.

I. TRAITEMENT CHIRURGICAL. — Dès qu'on constate les premiers signes du tétanos, débrider les plaies, extraire les corps étrangers qui se trouvent souvent au fond et traiter ces plaies par les antiseptiques les plus énergiques.

II. TRAITEMENT MÉDICAL. — Diminuer la réflectivité de la moelle, en se servant des médicaments antispasmodiques : hydrate de chloral, opium, bromure de potassium. On administrera l'opium en injections hypodermiques de morphine ; on commencera par 1 centigramme.

L'hydrate de chloral sera donné à l'intérieur (4 à 6 gr.). Les bains tièdes prolongés (une demi-journée) sont très utiles.

VARICELLE.

Galliard.

I. TRAITEMENT. — Au début, un vomitif, s'il y a état gastrique ; quand l'éruption est terminée, un purgatif. Maintenir les enfants à la chambre et examiner l'urine avant de les autoriser à sortir.

Pour combattre le prurit et conjurer les grattages intempestifs, pratiquer des onctions avec la vaseline boriquée, puis saupoudrer avec l'amidon.

II. PROPHYLAXIE. — Isoler les enfants, la dissémination de cette maladie s'effectuant avec une grande rapidité.

Au bout de quinze jours, donner un bain savonneux et autoriser le sujet à reprendre la vie en commun.

VARIOLE.

Chauffard.

L'acide phénique, à la dose de 5 centigrammes à 1 gramme par jour, a une influence heureuse sur la suppuration et conséquemment sur la marche générale de la maladie.

VIRULENCE DES CRACHATS.

Constantin Paul.

Prescrire des inhalations de lysol et de bifluorhydrate d'ammoniaque dans une bouteille servant de barbotteur.

FIN.

TABLE DES AUTEURS.

Brouardel (P.).

Bucquoy (E.).

Burlureaux.

Cadet de Gassicourt.

Chantemesse.

Charcot.

Charrin.

Chauffard.

Chéron (J.)

Comby (J.).

Debove.

Descroizilles.

Dujardin-Beaumetz.

Fernet.

Ferrand (A.).

Galliard.

Gaucher.

Hutinel.

Jaccoud.

Josias.

Juhel-Renoy.

Lecorché.

Legendre.

Legroux.

Lesage.

Letulle.

Marfan.

Mathieu (Albert).

Millard.

Netter.

Panas.

Pasteur.

Paul (Constantin).

Péan.

Potain.

Proust.

Reclus.

Renault (Al.).

Rendu (H.).

Richardière.

Robin (Alb.).

Sée (Germain).

Voisin (Jules).

Widal (F.).

TABLE DES MATIÈRES.

TABLE DES MATIÈRES.

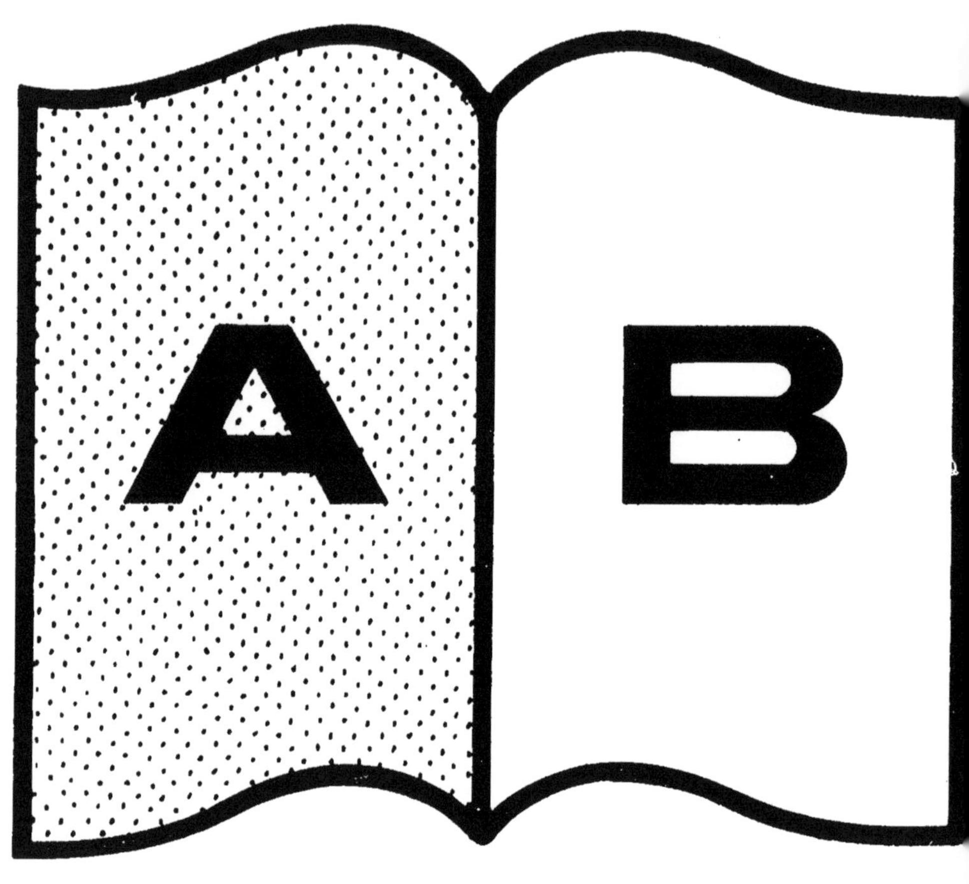

Contraste insuffisant

NF Z 43-120-14

www.ingramcontent.com/pod-product-compliance
Ingram Content Group UK Ltd.
Pitfield, Milton Keynes, MK11 3LW, UK
UKHW021014140726
13695UKWH00001B/255